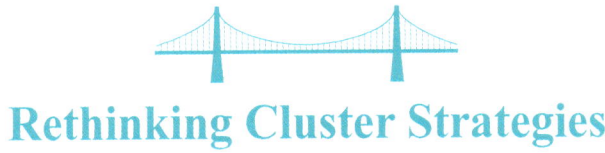

# Rethinking Cluster Strategies

The Biotech–Healthcare Ecosystem

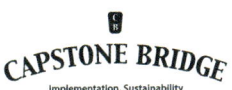

## 감사하는 마음으로

_____ 님께


_____ 드림

바이오와 헬스케어는
# 어디서 만나는가

## 프롤로그

바이오와 헬스케어는 더 이상 분리된 산업 영역으로 보기 어렵다. 이 책에서 바이오와 헬스케어는 정책과 법률, 제도와 사람이 맞물린 하나의 융합 생태계로 바라보고자 한다. 클러스터의 시선에서 병원과 연구소, 기업과 산업단지, 기술과 인력, 대학과 지자체 등 다양한 요소들이 어떻게 연결되고, 어떤 방향으로 나아가야 할지를 짚어볼 것이다.

특히 공공의 역할을 중심에 두고 바라보면 이 흐름은 더 뚜렷해진다. 공공의료가 환자 곁을 지키는 동안, 바이오 산업도 공공의 손을 통해 자라왔다. 그동안은 이 두 영역이 각자의 길을 걸어왔다면, 이제는 하나의 구조 안에서 함께 설계되어야 한다. '연구'라는 단어도, 누가 말하느냐에 따라 다르게 들리고, '인재'라는 표현 역시 맥락에 따라 전혀 다른 의미를 갖는다. 하지만 결국 중요한 것은, 이 모든 것들이 함께 맞물려야 한다는 점이다.

나는 지난 20년 가까이 바이오와 헬스케어의 경계에 서 있었다. 경영 컨설턴트로, 정책 자문가로, 때로는 단지 질문을 던지는 사람으로서, 수많은 현장을 오갔다. 그 시간 동안 내가 마주한 것은 기술보다 제도, 사람보다 구조의 문제였고, 복잡한 생태계를 다루는 일에는 신중함과 균형감이 무엇보다 중요하다는 사실이었다.

이 책을 쓰기로 한 것은 현장에서 마주한 고민과 판단의 무게를 기록으로 남기고 싶었기 때문이다. 이 책은 완성된 해답을 내놓기보다는, 우리가 어떤 구조를 만들고 있는지, 서로 다른 언어들이 어디서 만나야 하는지를 묻는다. 정책의 언어로 설명했지만, 해석이 부족했다면 그것은 온전히 내 책임이다. 충분히 균형 있고 깊이 있는 시선을 갖고 있는가. 그 질문은 이 책을 끝까지 끌고 가는 힘이 될 것이다.

## 저자 소개

### 고주형 대표

경영컨설턴트 | 공인회계사(美)

美 코넬대학교(Cornell University, Ithaca, New York, U.S.)
보건의료정책·의료경영학석사(M.H.A.) 졸업

현) 캡스톤브릿지(주) 대표이사
전) 美 FTI Consulting Inc., FTI Healthcare (Atlanta & New York, U.S.)
전) 존슨앤존슨 메디칼코리아(서울)
전) 삼일회계법인(서울)

**경영컨설팅사 캡스톤브릿지(2014.10~) 개요**

바이오·헬스케어 및 융합 부문 중앙정부·지자체, 공공기관, 병원, 연구소 대상

예비타당성 조사, 국가연구개발 연구기획, 정책 연구, 기본계획, 중장기 전략 수립, 부지 마스터플랜 수립 수행

**20여 년간 바이오·헬스케어 및 기술융합 분야 경영컨설팅 수행**

**(국내 바이오)** 광역자치단체 바이오 육성계획, 바이오 R&D 예비타당성조사, 인공지능 헬스케어 생태계 구축 전략, 대학 바이오캠퍼스 신설 연구기획, 유휴부지 마스터플랜, 첨단재생의료연구센터 연구기획, 바이오클러스터 기능 고도화 연구기획, 국가R&D사업 연구기획, 바이오 시험·검사·분석(TIC) 신사업 전략 수립, 글로벌 바이오의약품 생산공정인력양성센터 구축 기획, 의료데이터 중심병원-바이오 스타트업 공동연구 활성화전략, 바이오 소재·부품·장비 기술전략 수립, 의료장비 기술사업화 협상전략, 백신산업단지 구축 전략, 건강기능식품지원센터 기본구상 등 다수

**(국내 헬스케어)** 상급종합병원 스마트병원 발전전략, 다병원 공공병원체계 구축 전략, 상급종합병원 새병원 타당성조사, 지방의료원 운영 정상화와 예비타당성조사, 치과대학병원 경영전략 및 법인화 타당성조사, 의료시설용지 개발활성화 전략, 의료용중입자치료센터 활성화 전략, 상급종합병원 중증질환·희귀난치성질환 의료협력체계 구축전략, 의대 설립 타당성, 의료인력 확대전략, 연구병원 기본구상, 암전문병원 미래의료인재양성센터 전략, 경찰병원·보훈병원 등 특수병원 전략 등 다수

**(해외 바이오·헬스케어)** 다병원체계(종합병원, 전문병원, 요양병원 구성)의 중증질환 등 질환별 민간보험 재무전략, 종합병원 제약프로세스 개선, 종합병원 원가절감·구매 프로세스 개선 기획, 지역거점 종합병원 수술기능 강화 전략 등 다수

**(국내 기술융합)** ICT 융합단지 마스터플랜 수립, 종합환경연구단지 마스터플랜 수립, 광역자치단체 창업생태계 구축 전략, 인공지능 EMR 해외시장 진출전략, 탄소소재 국가산업단지 고도화 전략, 의료시설용지 개발전략, 기술경영 국내·외 시장진출 역량강화 사업, 기술교류센터 해외 건립 타당성, 디지털 신기술 활용 교류전략, 인공지능 생태계 구축 전략, 데이터지원사업 전략 등 다수

## 주요 외부 활동
현) 식품의약품안전처 국가연구개발 자문위원(2023~)
전) 성균관대학교 의과대학 본과 Elective Program 지도교수 (2018~)
전) 동아일보 동아비즈니스리뷰(DBR) 헬스케어 부문 객원 편집위원

## 저서
의대 본과생에게, What they didn't teach you in med school (2015, 고주형)

# 목차

프롤로그 · 5

저자 소개 · 6

1장
## 클러스터, 과연 생태계 구축은 가능한가

장소는 생명력을 가질 수 있는가, 클러스터를 둘러싼 공간의 의미 · 13
전국이 바이오 클러스터 시대, '있는 것'과 '작동하는 것'은 다르다 · 17
클러스터 기능 고도화, 벤치마킹이 과연 답인가? · 21
노벨상을 위한 나라는 없다 : 노벨상, 시스템의 결과 · 25
'기다릴 수 있는' 클러스터를 만들자 · 28

2장
## 병원은 경계를 넘을 수 있는가

대학병원은 다시 도시 전략의 핵심 파트너가 되어야 한다 · 33
지역거점공공병원의 재해석 : 산업 거점으로 · 36
병상 중심주의를 넘어… 예타 실패의 구조를 돌아본다 · 40
양성자·중입자치료센터, 병원경영을 다시 설계할 기회 · 44
공공의료의 범위, '재난 대응 기능'이 강화되어야 한다 · 47
치과대학병원의 역량 강화 : 디지털 기술과 의료산업화의 교차점에서 · 51

3장
## 대학이 빠진 클러스터는 뿌리가 없는 것이다
의료의 '연구'와 바이오의 '연구'는 왜 따로 움직이는가 · 57
소부장이야말로 대학이 해야 할 일이다 · 62
인재양성의 역할 전환 · 67
의사인력, 지역에 남는 구조가 되려면… · 72
대학, 역할의 나열을 넘어, 전략의 주체로 · 76


4장
## 작동의 조건, 정책과 시장 사이
창업은 있고, 지원도 있다… 이후 성과점검은? · 81
스타트업, 글로벌 문 앞에서 멈추는 이유 · 84
의료데이터 활용방안, 단순 저장소를 넘어 · 87


5장
## 지역이 이끄는 클러스터 재설계
경쟁과 클러스터 전략의 품위 · 93
그들은 어떻게 유치했나 · 96
행정구역에 매몰된 클러스터 · 104
지역균형발전, 지역이 '이기는 전략'은 무엇인가 · 106
좋은 질문을 던지는 사람이 이끌어간다 · 110

**에필로그** · 114

1장

클러스터,
과연 생태계 구축은
가능한가

클러스터는 전국 어디에나 존재하지만, 실제로 기능하는 생태계는 드물다.
물리적으로 시설이 모여도 이들이 유기적으로 연결되어 산업화로 이어지는
구조는 좀처럼 보기 어렵다. 입지 지정은 전략이 될 수 없으며,
집적지 조성이 곧 작동을 의미하지 않는다.
이 장은 클러스터를 공간의 문제가 아니라 전략과 구조의 문제로 다시 본다.
유치와 설계, 벤치마킹과 경쟁, 성과와 시간의 논리를 통해 클러스터가
생태계로 작동하기 위해 필요한 조건을 되묻는다.

# 장소는 생명력을 가질 수 있는가, 클러스터를 둘러싼 공간의 의미

### '공간'을 만드는 것과 '장소'를 살아나게 하는 것

"규제자유특구로 지정되어 실증이 가능합니다."

"특화단지에 선정되었습니다. 최고의 클러스터를 만들겠습니다."

"최초 첨단의료복합단지이며, 정부 지원을 받고 있습니다."

이 말들은 이제 더 이상 낯설지 않다. 우리나라 지역정책, 산업정책에서 '단지'와 '특구'는 오랫동안 핵심 수단이 되어왔다. 클러스터 정책 역시 예외는 아니다. 그러나 질문은 여전히 남는다.

그곳은 왜 살아나지 않는가?

대규모 예산 지원과 제도 개선, 기반시설이 건설되었다. 그러나 시간이 지나면 입주기업 수는 정체되고, 장기적으로 머무는 기업은 점차 줄어든다. 연구는 단절되며, 병원과 산업은 서로 보폭을 맞추지 못한다. 표면적으로는 '공간'이 존재하지만, 그 안에서 유기적으로 작동하는 '장소'는 형성되지 않는다. 클러스터는 분명히 있는데, 생명력은 느껴지지 않는다.

### 공간과 장소, 산업정책의 언어를 다시 보자

지리학자 이푸 투안 Yi-Fu Tuan은 공간 space과 장소 place를 구분하며 말했다. "공간은 단순히 넓이이고, 장소는 의미와 경험이 담긴 공간이다." 장소는 누군가에게 기억과 기능이 응축된 의미 있는 공간이다. 연구소,

기업, 병원이 '한데 모여 있다'고 해서 클러스터가 되는 것은 아니다. 중요한 것은 이들이 기능적으로 연결되어 작동하는가, 그리고 그 안에 산업의 시간과 사람의 이야기가 축적되는가이다.

우리가 한번쯤 들어봤던 이름의 해외 클러스터들. 그들은 집적지 명칭이 아니라, 의미 있는 기능의 축적지이자 장소다. 그 안에는 일하는 사람들의 루틴이 있고, 협력의 전통이 있으며, 실패와 실험의 기억이 녹아 있다. 이것이 장소다. 그리고 우리는 아직 그 단계를 만들지 못했다.

### 클러스터가 아닌, 생태계를 설계해야 한다

오늘날의 산업정책은 하드웨어 조성을 넘어서 생태계를 설계하는 쪽으로 전환되고 있다. 특히 바이오·헬스케어 산업은 하나의 기업이 살아남기 위해 후보물질 발굴, 기초연구, 비임상시험, 임상, 허가, 생산, 재투자까지 이어지는 전주기 생태계가 필요하다.

이 모든 기능이 하나의 클러스터에 존재하더라도, 그들이 연결되어 있지 않다면 의미는 반감된다. 병원이 데이터를 보유하고도 산업과 공유하지 않거나, 대학이 연구를 수행하더라도 기업과 무관하게 돌아가면, 그 클러스터는 기능적으로 작동하지 않는다. 기능의 흐름이 없는 구조는 생태계가 아니라 구조물에 가깝다.

이제는 기능 간 연결을 정책적으로 설계해야 한다. 병원이 실증과 데이터를 제공하고, 대학이 연구 기반을 개방하며, 기업이 시장성을 실험하고, 규제 기관이 테스트베드를 제공하는 유기적 순환이 작동할 때 비로소 그 공간은 살아난다. 클러스터는 설계가 아니라, 작동하는 시스템으로 존재해야 한다.

### 'FAB' 개념: 기능 중심의 장소 설계

기능적 생태계를 설계하기 위해서는 단순한 부지 개발이 아닌, FAB(Functionally Active Block) 개념의 도입이 필요하다. FAB란 각 단위 공간이 명확한 기능과 역할, 그리고 연결 경로를 가진 '기능 활성화 블록'이다.

예를 들어, 임상데이터 기반의 테스트베드는 병원과 병원 내 연구소를 중심으로 설계되어야 하며, 원료의약품 생산단지는 GMP 인허가, 물류, 품질관리 시스템과 맞물려야 한다. 창업지원 클러스터는 벤처 자본, 액셀러레이터, 공동 실험실과 연결되어야 한다. 기능을 설계하지 않은 채 공간만 나열하는 전략은 이제 한계를 드러내고 있다.

이러한 기능 중심 설계는 부지개발의 논리에서 벗어나 생태계의 관점으로 전환하는 출발점이 된다. 즉, 누가 입주하느냐보다, 입주한 기관이 어떻게 협력하고 성장하느냐가 정책의 목표가 되어야 한다.

### '장소'는 산업의 기억이 축적되는 공간이다

클러스터는 단순한 기술 집적지가 아니다. 그 안에는 사람과 연구, 기술과 자본, 실패와 정책이 오랜 시간 교차하며 쌓여야 한다. 특정한 실패 사례가 반복되지 않도록 시스템이 보완되고, 협력의 경로가 제도화되며, 오랜 기간 머문 기업과 병원이 클러스터의 문화를 만들어가는 과정이 있어야 한다.

장소란 과거의 흔적이 아니라, 미래의 가능성을 담는 그릇이다. 병원이 환자만 보는 공간을 넘어, 데이터를 축적하고 실증하며 기술사업화의 동반자가 되는 순간, 그 병원은 단순 시설을 넘어서는 장소가 된다. 마찬가지로, 대학이 졸업장만 주는 기관이 아니라, 지역의 연구 기반이자 기술 자문 파트너로 진화하는 순간, 클러스터는 생태계로 작동한다.

## 클러스터 정책은 장소의 철학으로 전환되어야 한다

클러스터는 부지개발 전략이 아니다. 하나의 도시, 한 세대의 산업, 지역 사람들의 커리어와 협업이 누적되는 삶의 공간이다. 장소로서 클러스터는 물리적 기반만으로 완성되지 않으며, 기능적 생태계와 기억의 축적 속에서 생명력을 갖는다.

결국 우리는 한 가지 질문으로 돌아오게 된다.

"그곳은 생명력을 가지고 있는가?"

바이오·헬스케어 산업의 성장은 기술만으로 이루어지지 않는다. 연구와 정책, 병원과 창업, 규제와 시민이 함께 숨 쉬는 장소 안에서만 가능하다. 클러스터 정책은 이제 장소의 철학을 품어야 한다. 그것이 산업의 지속가능성을 담보할 수 있는 유일한 기반이다.

# 전국이 바이오 클러스터 시대, '있는 것'과 '작동하는 것'은 다르다

### 클러스터는 많은데, 왜 진짜는 드문가

이제 바이오 클러스터 없는 지자체를 찾기 어려울 정도다. 경기, 인천 송도, 충북 오송에 이어 경남 양산까지 지역마다 집적지 조성 경쟁이 치열하다. 공모에서 선정되면 축하 현수막이 걸리고, 단지 이름은 지역의 미래 성장축으로 소개된다.

그러나 산업계에서는 "진짜 클러스터는 없다"는 회의적 반응이 여전히 나온다. 수는 많지만, 실제로 기술이 연결되고 기업이 정착하며, 생태계가 순환되는 구조는 드물다는 것이다. 존재하는 클러스터와 작동하는 클러스터 사이에는 결정적인 간극이 존재한다.

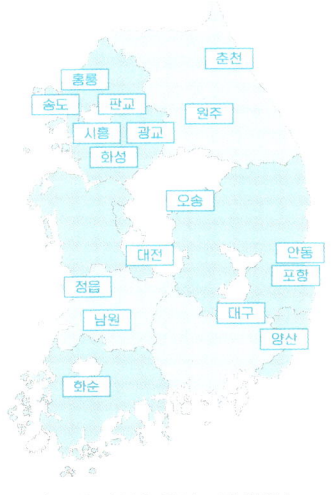

〈 국내 바이오 클러스터 현황 〉

### 작동성의 기준은 어디에 있는가

이 간극은 클러스터를 바라보는 기준의 차이에서 비롯된다. 지자체는 공모 선정, 부지 확보, 예타 통과 등 행정 절차의 완성과 가시적 시설 조성을 중심으로 성과를 측정한다. 반면 산업계와 병원, 연구자들은 기술 이전, 임상 진입, 공동연구, 글로벌 진출 가능성과 같은 기능의 연계성과 실질적 진전을 기준으로 클러스터의 가치를 판단한다.

전자는 제도적 완결성이고, 후자는 생태계의 작동성이다. 이 차이를 좁히지 않고는 아무리 많은 클러스터가 조성되어도, 산업은 제자리걸음을 반복할 수밖에 없다.

### 속도보다 방향, 절차보다 구조

바이오·헬스케어 클러스터 정책은 이미 장시간 지속되어 왔다. 2009년 첨단의료복합단지 지정 이후, 전국적으로 클러스터가 조성되었고, 정책은 꾸준히 확장되어 왔다. 2024년 기준, 전 세계 임상시험 4,667건 중 우리나라는 3.5%를 점유해 세계 6위이며, 도시 기준으로 서울은 2위를 기록하고 있다. 수치만 보면 충분히 '성공적'이다.

그러나 지방 클러스터의 실질 활용도와 기업 정착률은 여전히 낮고, 고도화된 생태계로 발전한 사례는 드물다. 이는 단지 지역 접근성이나 인력 문제 때문이 아니다. 오히려 정책 설계가 '속도와 개수'에 집착하면서 방향성과 구조 설계가 부실했던 결과다.

단기간에 완성형 클러스터를 만들겠다는 조급함이 반복되었고, 그 과정에서 핵심 기능 간 조율은 생략되기 일쑤였다. 산업화 가능성과 실행 주체 간 신뢰, 그리고 정책의 연속성 같은 기본 전제가 빠져 있었다.

| 순위 | 1위 | 2위 | 3위 | 4위 | 5위 | 6위 | 이외 | 합계 |
|---|---|---|---|---|---|---|---|---|
| 국가 | 미국 | 중국 | 호주 | 스페인 | 독일 | 대한민국 | - | - |
| 점유율(%) | 21.2 | 14.59 | 4.24 | 3.81 | 3.61 | 3.46 | 49.09 | 100 |

〈 제약사 주도의 국가별 의약품 임상시험 점유 현황[1] 〉

### 클러스터의 성패는 유치가 아니라 정착에서 갈린다

앵커 기관이나 핵심 기업 유치는 클러스터 전략의 핵심이다. 그러나 단순 유치로는 작동성을 담보할 수 없다. 기업이 머무르려면 정주환경, 연구 인프라, 파트너십, 자금, 인력, 실증 경로, 규제 예측 가능성까지 함께 구축되어야 한다. 머무를 이유가 없는 클러스터는 이탈의 클러스터로 전락한다.

그간 병원, 대학, 연구기관, 기업, 규제기관 간의 연결을 전략적으로 설계하지 않은 채, 개별 기관을 점으로만 배치한 정책이 반복되었다. 이는 협력 구조라기보다 공간 배치의 정렬에 가까웠다. 지방 클러스터일수록 생활 기반, 교육 여건, 배우자 취업 연계, 병원과 창업 공간의 거리 등 현실적 요소가 유기적으로 맞물려야 한다. 이러한 복합 설계 없는 클러스터는 하나의 공동 브로셔에 그치고 만다.

### 작동하는 클러스터의 조건: 기능-기회-기억

작동성은 단지 설비가 돌아가는 것을 의미하지 않는다. 한 지역에 기능이 연결되고, 기업과 연구자가 머무를 기회를 제공하며, 실패와 협업의 기억이 누적되어야 한다. 이러한 작동성은 제도와 행정만으로는 만들어지지 않는다. 시간을 견디는 정책, 실행 주체 간 신뢰, 유연한 성과 정의, 생활 기반이 포함된 설계가 함께 조화를 이뤄야 한다.

성공적인 클러스터는 결과가 아니라 구조다. 이제 우리는 "몇 개 만들었는가"가 아니라, "하나가 어떻게 작동하고 있는가"를 물어야 한다. 클러스터의 성공은 유치 성과가 아니라, 정착과 순환의 설계에 달려 있다.

# 클러스터 기능 고도화, 벤치마킹이 과연 답인가?

### 퍼스트 무버 vs. 패스트 팔로워: 누구의 전략인가

바이오 산업에서 자주 등장하는 전략 구도 중 하나가 퍼스트 무버(first mover, 시장 개척자)와 패스트 팔로워(fast follower, 빠른 추격자)의 대비다. 국가나 지자체 모두 이 중 어디에 설지를 고민한다.

중앙정부는 일단 퍼스트 무버를 지향한다. 선도 기술을 빠르게 확보하고, 국제 표준을 주도하며, 국가 전략산업의 위상을 끌어올리는 방향이다. 반면 지자체는 현실적인 이유로 패스트 팔로워 전략에 더 기대게 된다. 이미 성공한 모델을 참고하여, 조기에 성과를 만들어야 하기 때문이다.

문제는 이 전략 구도 자체가 우리에게 적합한 설계를 가로막는 프레임으로 작용한다는 점이다. 퍼스트 무버이든, 패스트 팔로워이든 각자의 생태계와 제도가 함께 따라오지 않으면 전략은 외형에 불과하다.

### 따라가는 전략의 덫: 벤치마킹이라는 관성

우리나라 클러스터 정책은 보스턴, 실리콘밸리, 싱가포르, 아일랜드 같은 해외 사례를 반복해서 언급해 왔다. 각종 정책자료와 포럼, 보고서에서 이들 사례는 하나의 '정답'처럼 인용된다. 그러나 이 사례들이 성공한 이유는 클러스터의 이름이나 기업 수가 아니라, 구조와 맥락 자체에 있다.

미국 보스턴은 19세기부터 축적된 교육·의료·기술 기반이 시간 속에서 자생적으로 융합된 결과다. 하버드·MIT·MGH·브리검여성병원 같은 기관들이 도시 내에서 유기적으로 연결되어 있고, 벤처자본이 밀도 높게 유입되며 지속 가능한 초연결형 생태계가 작동한다. 정부의 개입이 거의 없이도 민간 주도로 유지되는 시스템이다.

미국 실리콘밸리는 IT 기반 생태계에 유전체 분석, 디지털헬스, AI 신약 개발 등이 결합되며 진화했다. 이곳 역시 정부 주도가 아니라, 대학·병원·기술기업·투자기관이 자율적으로 연결된 구조가 뿌리다. 무엇보다 사람과 조직이 이동하며 혁신을 축적할 수 있는 신뢰 기반의 자유 구조가 핵심이다.

싱가포르는 도시국가라는 특수성을 바탕으로 정부 주도의 정밀 설계형 클러스터를 운영한다. 국립대와 국립대병원, 원노스One North 내 연구기관, 창업지원시설, 그리고 글로벌 제약사의 생산거점이 기능적으로 연계된다. 듀크-NUS 의학전문대학원, 난양공대, 투아스 산업단지 등은 도시국가 전체를 하나의 실험실처럼 조직했다.

아일랜드는 다국적 제약사의 연구기지를 유치한 사례로 자주 인용된다. 그러나 표면적인 세제 혜택보다 더 중요한 것은 국립대학 중심의 산학협력 기반이었다. 더블린대, 트리니티칼리지는 Science Foundation Ireland[SFI]를 통해 기업과 공동연구를 진행하며, 허가와 규제 체계도 EU와의 정합성을 기반으로 설계되었다.

이 네 가지 모델은 우리와 전혀 다른 문화, 제도, 산업, 인프라, 정치, 인재 구조 위에서 만들어진 결과다. 우리는 이들 사례의 '결과'를 벤치마킹할 것이 아니라, '왜 그렇게 되었는가'를 비교연구해야 한다.

| no | Region | State | 도시, 지역 | 특성화 분야 |
|---|---|---|---|---|
| 1 | Atlantic | Massachusetts | Boston, Cambridge | 첨단바이오, 정밀의료, 신약 개발, AI+의료 결합 창업생태계 |
| 2 | | New York (NY) | Albany 포함 Upstate NY | 반도체 제조, 첨단소재, 양자컴퓨팅 R&D 집적 |
| 3 | | North Carolina | Raleigh-Durham 포함 Research Triangle | 인공지능 헬스케어, 창업생태계, 데이터기업 협력 활발 |
| 4 | | Florida | Miami | 웰니스 기반의 항노화 산업, Latin America 거점 헬스케어 IT 플랫폼 개발 |
| 5 | Central | Minnesota | Minneapolis, St. Paul | 정밀 의료기기, 정밀의료 생태계. 헬스 데이터 기반 솔루션 기업 성장. 규제과학, 임상검증 기점 |
| 6 | | Texas | Austin | 반도체, 배터리, 청정에너지 |
| 7 | | Louisiana | Baton Rouge, New Orleans | 바이오연료, 탄소포집·저장(CCS) 등 탄소중립 기술 실증 집중 |
| 8 | Pacific | California | Cupertino, San Jose 포함 Silicon Valley | 바이오테크, 디지털헬스, AI 의료, 투자-기술-창업 기반 생태계 |
| 9 | | California | San Diego | 백신, 희귀질환 R&D |
| 10 | | Washington | Seattle | 디지털헬스, 글로벌 공공보건 협업 |
| 11 | | Arizona | Phoenix | 반도체 제조, 전기차 부품, 태양광 기술 중심 |

〈 미국 주요 영역별 클러스터 현황(발췌)[2] 〉

## 벤치마킹이 아니라 비교연구가 필요한 시점

벤치마킹benchmarking은 중진국 전략으로 유효할 수 있다. 그러나 일정 수준을 넘어선 시점에서는, 단순 모방이 아니라 구조적 차이를 분석하고 우리만의 시스템을 설계할 수 있는 능력이 중요해진다.

비교연구comparative study는 다르다. 우선 우리 구조에서 어떤 부분이 부족한지, 어떤 제도적 장벽이 있는지를 짚고, 다른 나라들은 그 문제를 어떻게 풀었는지를 분석한다. 그 위에서 적절한 모델을 변형해 도입하거나, 완전히 새로운 방식을 창출할 수 있어야 한다.

우리나라 클러스터는 규제, 인허가, 인력, 투자, 실증이 각각 다른 기관에 흩어져 있고, 병원과 기업, 연구기관 간 신뢰 형성도 느슨하다. 따라서 구조적 연결 없이 기관만 유치하거나, 외국 모델을 공간 단위로 복제하는 전략은 실패할 수밖에 없다.

### 정부가 설계하고, 민간이 확장할 수 있는 구조

우리에게 필요한 전략은 국가 모델을 하나 정하자는 것이 아니다. 대신 중앙정부, 지자체, 민간의 역할을 정교하게 구분하고, 유기적으로 연결하는 설계가 필요하다. 정부는 민간이 감당하기 어려운 인허가, 데이터, 제도, 장기 정책을 설계한다. 지자체는 지역 기반 병원, 대학, 정주 여건을 중심으로 기능 특화와 실행을 맡는다. 민간은 유연한 자본과 기술로 그 구조 위에서 자율적 혁신을 추진한다. 이런 분권적 설계 없이 '누가 더 보스턴을 닮았는가'를 놓고 경쟁하는 구조는, 클러스터 정책의 본질을 오해한 것이다. '비슷하게 흉내 내는 속도'보다, '다르게 연결하는 품질'이 중요하다.

### 무엇을 따라할 것인가보다, 어떻게 연결할 것인가

우리나라는 이미 하드웨어와 제도상으로 많은 것을 갖췄다. 클러스터라는 외형은 마련되었지만, 그 구조가 연결되지 않고 있다. 대학과 병원, 기업과 규제기관, 투자자와 창업자가 서로 다른 시간과 언어로 움직이고 있다. 이제 물어야 할 질문은 바뀌어야 한다.

"어디를 본뜨겠는가?"가 아니라, "우리는 어떻게 연결하겠는가?"

진짜 전략은 남의 성공을 반복하는 데 있지 않다. 우리 구조의 결핍을 냉정히 인정하고, 그것을 넘을 수 있는 연결 구조를 설계하는 데 있다. 그것이 클러스터 전략의 품격이고, 현실감 있는 국가 전략이다.

## 노벨상을 위한 나라는 없다 ;
## 노벨상, 시스템의 결과

### 성과는 개인의 천재성에 기반한 구조의 산물이다

2023년 노벨 생리의학상은 mRNA 백신 개발에 기여한 카탈린 카리코와 드루 와이스먼에게 돌아갔다. 이들의 발견은 코로나19 팬데믹 대응의 전환점이 되었고, 과학기술이 공공의 생명을 어떻게 지킬 수 있는지를 전 세계에 증명했다.

그러나 이 성과는 어느 날 갑자기 개인의 실험실에서 나온 것이 아니다. 하버드대, MIT, 모더나, 매사추세츠종합병원MGH 등 연구, 임상, 산업화가 유기적으로 연결된 보스턴 기반 생태계가 있었기에 가능했다. 성과는 개인보다 시스템의 결과였다. 이처럼 과학기술의 '결정적 성과'는 누가 연구했느냐보다, 어디서 어떤 구조에서 연구했느냐에 좌우된다.

### 일본은 어떻게 성과 시스템을 구축했는가

일본은 2000년대 초반부터 '세계 최고 수준의 기초연구력 확보'를 국가 목표로 설정했다. 그리고 이를 위해 문부과학성을 중심으로 장기적이고 집약적인 시스템 설계에 나섰.

CSTI(종합과학기술·이노베이션회의), AMED(일본의료연구개발기구), JST(과학기술진흥기구)등 중간지원기관의 기능을 강화했다. 연구기관 중심의 자율성 보장과 장기지속적 예산 구조를 마련했으며, 교토대, 도쿄대, 이화학

연구소<sup>RIKEN</sup>를 중심으로 한 기초-임상-산업의 일체형 구조를 구축했다.

그 결과, 2012년 야마나카 신야의 iPS 세포 수상을 시작으로, 기생충 치료제(오무라 사토시), 오토파지(오스미 요시노리), 감각수용체(아라데무 마사쿠) 등 생리의학 분야에서 연속적인 노벨상 수상자가 배출되었다. 중요한 것은 이 성과들이 단일 연구기관이나 단일 연구자가 아닌, 구조화된 생태계 안에서 탄생했다는 점이다.

### 우리나라 생태계는 성과를 감당할 준비가 되어 있는가

우리나라는 아직 생리의학상, 기초과학 부문에서 노벨상을 배출하지 못했다. 아직 실패를 뜻하는 것은 아니다. 과기정통부 기술수준 조사(2021)에 따르면, 생명·보건의료 분야의 기술 수준은 최고국 대비 77.9%까지 도달했다. 그러나 줄기세포, 바이오마커, 맞춤형 신약, 초정밀 의료기기 등 핵심 영역에서의 기술격차는 여전히 4~6년에 달한다. 이 수치는 단지 시계열 차이를 의미하는 것이 아니라, 기술의 사업화, 특허화, 규제 통과, 글로벌 진출까지의 복합적인 생태계 격차를 드러낸다.

### 실증 중심 구조만으로는 성과를 낼 수 없다

우리나라는 지난 10여 년간 창업과 실증을 중심으로 바이오 정책을 추진해왔다. 창업 지원, 실증 플랫폼, 병원 기반 테스트베드, 데이터 중심병원 등 개별 기능은 빠르게 조성되었다. 그러나 문제는 그 기능들이 하나의 순환 구조로 연결되지 않았다는 점이다. 병원과 연구소는 물리적으로는 인접하지만, 연구자와 병원 내 인력은 서로 다른 제도를 따라 움직인다. 기업은 개별 실증은 하더라도, 장기 연구 파트너를 지역 내에서 찾지 못한다.

기초연구는 자립적으로 유지되기 어렵고, 임상은 병원 내 의료진 개인 역량에 따라 좌우되며, 산업화는 자본 유입 구조나 수익 모델 없이 방치되는 경우가 많다. 이러한 구조에서는 한 사람의 연구자가 성과를 내더라도, 그 성과는 축적되지 않고 소멸한다.

## 성과는 설계된 구조에서만 반복된다

클러스터 내 성과는 우연한 성공을 의미하지 않는다. 반복 가능한 성공, 확장 가능한 발견, 자립 가능한 플랫폼을 의미한다. 이것은 조직과 제도, 재정과 규제가 긴 호흡으로 맞물려야 가능한 일이다.

국내 CMO 산업은 세계적 경쟁력을 가지고 있으나, 이는 주로 다운스트림 분야에 국한된다. 업스트림(기초연구-신약개발)이 구조적으로 취약하다면, 우리는 핵심 기술이 아니라 위탁 기술만을 반복하는 구조에 갇히게 된다.

노벨상은 그 자체로 목적이 아닐 수도 있다. 그러나 노벨상이 나올 수 없는 구조라면, 그 구조는 기술강국으로서의 지속 가능성을 갖추었다고 보기 어렵지 않을까.

성과는 기술이 아니라 시간과 연결, 실패와 반복의 구조 안에서 축적되는 것이다. 그것은 자율성과 장기성, 플랫폼과 협력의 설계 위에 존재한다. 우리는 이제 물어야 한다.

"이 시스템은 위대한 성과를 감당할 수 있는가?"

단기 성과를 넘어, 한 세대에 걸쳐 쌓이는 구조. 그 구조가 없으면, 어떤 연구자도 혼자 오래 버틸 수 없다. 노벨상은 결국, 개인의 천재성에 대해 시스템이 주는 이름이다.

# '기다릴 수 있는' 클러스터를 만들자

### 기다림을 전략으로 설계할 수 있는가

"로마는 하루아침에 만들어지지 않았다"는 격언은 클러스터 정책에서 되새겨야 할 문장이다. 마이클 포터는 『Clusters and the New Economics of Competition』에서 '기다림waiting' 자체가 강력한 전략이 될 수 있음을 강조했다. 이는 단순한 지연이 아니라, 기회비용과 변화의 속도, 제도의 진화를 고려한 시간 설계의 능력을 뜻한다.

바이오·헬스케어 산업은 단기적 효율보다 장기 축적이 더 중요한 구조를 갖는다. 후보물질 탐색, 기술 검증, 임상시험, 생산기반 확보, 글로벌 진출까지는 통상 수년에 걸친다. 신약 하나가 시장에 도달하기까지 평균 10년 이상, 벤처가 유의미한 수익 기반을 확보하기까지 7년 이상의 시간이 필요하다는 연구 결과는 이를 뒷받침한다. 그러나 우리의 클러스터 정책은 그 시간을 감당할 준비가 되어 있는가.

### 단기성과에 갇힌 정책 설계

우리나라 클러스터 육성은 대개 1년, 3년, 5년 단위로 계획된다. 중앙정부는 단년도 예산 주기에 따라 기획과 집행을 반복하고, 지자체는 단체장 임기 내에 가시적 성과를 요구받는다. 국회의 정치 일정은 이 흐름에

맞춰 사업성과를 압박한다. 그 결과, 정책은 시간보다는 속도에, 구조보다는 실적에 매몰된다.

정책 현장에서는 이런 단기성과 압박이 구체적으로 드러난다. 사업계획서는 연차 목표에 따라 쪼개지고, 예산은 연말 집행률을 기준으로 평가되며, 실증사업은 성과 보도를 위해 수개월 내 가시화되기를 요구받는다. 이는 창업지원, 실증센터, 유치기관 확보 등 개별 요소는 풍부하게 남지만, 그들을 연결하는 생태계는 만들어지지 않는 원인으로 작용한다.

창업과 실증은 중요한 요소지만, 구조화된 연결 없이 반복되면 축적이 아닌 소모에 그친다. 단지 조성과 기관 유치는 외형을 만들 수는 있지만, 플랫폼이 되기 위해서는 시간이 쌓여야 한다.

### 실행력의 부재, 그리고 위원회라는 관성

중앙정부가 아무리 정밀하게 설계하더라도, 실제 집행은 지자체가 맡는다. 그러나 지자체마다 정책추진 여력은 다르다. 인사순환 주기가 짧고, 전문 인력이 부족하며, 기획과 집행을 통합할 전문조직이 존재하지 않는 경우가 많다.

이를 보완하기 위한 위원회나 협의체 역시 한계가 명확하다. 명망 있는 인사들로 구성된 회의체는 대개 1~2회 회의에 그치고, 회의록과 보도자료만을 남긴 채 종료된다. 위원회는 지속적 자문이 아니라 인사기록에 가깝게 활용되며, 기업과 병원 관계자들은 "몇 번 가봤지만 실질적인 논의는 없었다"고 말한다. 자문은 있었지만, 실행력은 부재한 결과다.

### 시간을 견디는 제도, 클러스터 혁신의 초석

'기다릴 수 있는' 클러스터는 우연히 생기지 않는다. 시간을 견딜 수 있는 구조가 있어야 하며, 제도와 재정이 장기적 지속성을 보장해야 한다.

이를 위해선 다음 세 가지가 핵심이다.

첫째, 정책의 법적·재정적 지속성 확보다. 단년도 예산 구조를 넘어서 다년도 계획과 단계별 성과평가 체계를 구축해야 한다. 실패를 허용하는 포트폴리오형 지원 구조도 필요하다. 독일의 '바이오테크놀로지 2020+' 전략처럼, 단기 효율이 아닌 장기 가능성에 무게를 둔 설계가 필요하다.

둘째, 중앙과 지역의 기능 분담이다. 중앙이 시간을 설계하고, 지역이 공간을 완성하는 방식이 가능하다. 중앙정부는 장기 정책과 플랫폼 설계에 집중하고, 지자체는 창업 스케일업, 산학협력, 정주 유치 등 단기 실행력을 고도화해야 한다.

셋째, 실행 주체의 역량 강화다. 단순히 위원회를 구성하는 것이 아니라, 정기 회의 주기, 권고안 실행 점검, 후속 위원회 운영 등이 제도화되어야 한다. 실무자가 정책의 흐름을 끊지 않도록 인사·기록·이관 체계를 갖추는 것도 중요하다.

## 클러스터에서 '시간'은 외부 변수가 아니다

클러스터의 성공이 단지 오랜 시간을 버텼다고 해서 보장되는 것은 아니다. 시간을 축적 가능성으로 전환할 수 있는 구조, 제도, 실행 주체의 리듬이 필요하다. 단기성과는 일시적 효과를 줄 수 있지만, 중장기 전략과의 연결이 없다면 그 성과는 다음 해에 사라진다. 지금 우리나라 클러스터 정책이 안고 있는 문제는 '속도'가 아니라 '시간'을 설계하지 못했다는 점이다. 지금 우리에게 필요한 것은 또 다른 계획의 명칭이나 위원회가 아니다. 시간을 감당할 수 있는 생태계, 그리고 그 시간을 축적의 자산으로 바꿀 수 있는 구조다.

2장

병원은 경계를
넘을 수 있는가

병원은 여전히 환자를 치료하는 공간이지만, 그 이상의 역할을 요구받고 있다.
실증의 현장이자, 지역산업의 거점이자,
재난과 국가위기 대응의 전략 인프라로 기능은 확장되고 있다.
병원은 과연 그 경계를 넘고, 내부 조직은 변화를 수용할 수 있는가?
진료와 산업, 공공성과 지속가능성, 환자와 기술 사이를 잇는 병원.
이 장은 그 경계들을 넘어서기 위한 구조적 실험과 제안을 모았다.

## 대학병원은 다시 도시 전략의 핵심 파트너가 되어야 한다

### 대학병원은 도시 건설의 앵커시설이었다

신도시를 구상할 때 핵심 앵커시설로 떠오르는 것은 여럿이지만, 대학병원은 항상 빠지지 않는 존재였다. 의료기능은 물론, 인구 유입과 정주 여건을 만드는 데 결정적이었다.

하지만 시간이 흐르면서, 도시가 안정기에 접어들고 구도시가 되면 대학병원은 종종 공간적으로 고립되고, 시설은 노후화되어 기능적 한계에 직면한다. 일부 병원은 무리한 증축과 주변 관리 부재로 도시 미관과 병원 기능에 부정적 영향을 미치기도 한다.

지방 국립대학교병원의 물리적·기능적 노후화는 더 이상 미룰 수 없는 과제다. 단순 리모델링 수준을 넘어서, 병원 기능의 고도화 혹은 이전·신축 필요성이 지역 현안으로 떠오르고 있다. 이는 의료 서비스의 질 향상을 넘어서, 지역 산업과 도시 전략을 다시 설계하는 핵심 변수로 대학병원을 바라보아야 한다는 신호다.

『국립대학병원 설치법』은 국립대학병원의 설립 목적을 "교육, 연구, 진료를 통해 의학 발전과 국민 보건 향상에 이바지"하는 것으로 명시하고 있다. 이제는 그 역할이 한정된 전통적 틀을 넘어, 지역사회 발전에 기여하는 플랫폼으로 확장되어야 한다. 정책적으로 그 파급력을 반영할 새로운 접근이 필요하다.

## 병원 하나가 도시의 산업 지도를 바꾼다

과거 병원이 진료 인력 중심의 고용 창출에 머물렀다면, 이제는 바이오벤처 유치, 국내외 연구기관 집적, 고급 인재 순환의 기반이 된다. 바이오·헬스케어 분야의 경영컨설팅과 병원 전략 프로젝트를 수행하며 확인한 사실은 분명하다. 대학병원 하나가 도시의 산업 기반을 바꿀 수 있다.

주진료권 인구가 100만 명 이상인 광역자치단체는 물론이고, 30만 명 이하 시군 소재 대학병원은 단순한 의료시설이 아닌, 지역 산업정책의 촉매이자 전략적 파트너로 작용할 수 있다. 의료를 포함하는 바이오·헬스 케어가 연결될 수 있는 잠재력이 큰 도시일수록, 대한민국을 대표하는 혁신 거점으로 성장할 기반을 갖고 있는 것이다.

## 도시가 먼저 방향을 세우고, 병원은 파트너로 뛰어야

최근 지방자치단체의 인식에도 변화가 생기고 있다. 과거처럼 "환자가 요구하니 병원을 지어야 한다"는 접근에서 벗어나, "이 병원이 지역 산업과 인구 구조, 정책에 어떤 전략적 역할을 할 수 있을까?"라는 질문이 앞서기 시작했다. 경영컨설팅 발표 참석자를 보면 발주기관보다 도·시의원 숫자가 더 많은 경우도 있다. 매우 반가운 흐름이다.

고령화가 심화되는 지역일수록, 대학병원은 고령질환 중심의 의료 연구, 의료데이터 기반의 창업 생태계, 돌봄과 장기요양과의 연계를 통해 실질적인 지역경제 효과를 낼 수 있다. 병원이 들어서면 사람이 오고, 연구가 모이고, 기업이 자라나는 구조를 만들 수 있다.

중앙정부의 예산 지원도 중요하지만, 도시가 먼저 명확한 전략을 세우고 병원과 협업 구조를 만드는 주도권과 실행력이 필요하다. 병원 설립 이전과 고도화는 단순한 부지 확보나 건물 신축이 아니라, 도시의 산업 기반과 인구 구조, 정책 주기 전체와 연결된 전략사업으로 기획되어야 한다.

## 대학병원은 도시의 핵심 자산

대학병원은 여전히 환자를 치료하지만, 동시에 도시의 성장을 이끄는 전략적 자산으로서의 위상이 요구된다. 국립대든 사립대든, 신축이든 기존 시설 고도화든, 대학병원은 단순한 병상 확장이나 외형 개선에 그쳐서는 안 된다. 도시 미래를 설계하는 중심축인 동시에 지역 경제, 인구, 산업 생태계 전환과 연결된 '플랫폼'으로 작동해야 한다.

병원이 산업을 만들고, 산업이 도시를 성장시킨다. 과거 대학병원이 인구 유입의 기반이었다면, 이제 고도화된 대학병원은 기업과 인재가 도시로 모이는 성장 자석Growth Magnet이 되어야 한다.

지자체는 방향을 만들고, 병원은 전문성을 제공하며, 중앙정부는 이를 뒷받침해야 한다. 병원은 도시 전략의 주체이자 동반자일 뿐, 모든 해답을 병원이 안고 갈 수는 없다. 대학병원은 도시 전략의 도구가 아니라 파트너다.

## 지역거점공공병원의 재해석 : 산업 거점으로

공공병원은 오랫동안 필수의료를 담당하는 '마지막 보루'로 기능해왔다. 그러나 바이오·헬스케어가 국가 전략산업으로 재편되고 병원이 기술의 검증과 실현의 현장이 되면서, 공공병원의 정체성 역시 재정의가 불가피해지고 있다. 앞으로 공공병원이 산업 거점의 일부가 될 수 있을까. 더 이상 피할 수 없는 질문이다.

이 논의를 지역거점공공병원, 즉 지방의료원과 적십자병원으로 좁혀보자. "그건 대학병원의 역할이지, 지방의료원이 산업화까지 할 필요는 없다"는 반론이 있을 수 있다.

현재 바이오헬스 기술은 실험실을 넘어 병원 안에서 작동한다. 특히 지역의료 연구나 재택의료 솔루션은 실제 임상 환경에서 지역 환자와 의료진이 함께 검증해야 유효성을 판단할 수 있다. 이러한 기술은 대형병원보다는 접근성이 높고 만성질환 환자가 많은 지역거점공공병원에 더 적합하다.

지역거점공공병원은 본래 진료 중심으로 설계됐지만, 감염병 대응, 건강취약지 관리, 응급의료체계 확충 등 다양한 정책 기능을 수행해왔다. 기술, 정책, 제도, 산업이 교차하는 지점에서 공공병원에 새로운 기능이 요구되는 것은 자연스러운 흐름이다.

산업과 공공의료는 양립 가능하다. 국립대학교병원이 산업화 기능을 수행하면서도 공공성을 유지하는 사례가 이를 보여준다. 물론 국립대학교병원과 지방의료원의 구조적 차이는 분명하다. 그러나 일부 기능은 단계적으로 연계하거나 이양할 수 있으며, 특히 지역 맞춤형 기술 검증에는 지방의료원이 더 유리한 조건을 갖출 수 있다.

무엇보다 지방의료원도 변화하지 않으면 지속 가능성을 확보하기 어렵다. 진료 수익만으로는 구조적 적자를 피하기 어렵고, 공익적 비용 보전도 임시방편에 불과하다. 새로운 기능을 수용하고 병원 구조를 재조정하는 것이 오히려 지속 가능성을 높이는 길이다. 이제는 "왜 공공병원이 산업을 하느냐"가 아니라, "공공병원이 어떻게 변화해야 하는가"를 논의해야 할 시점이다.

### 병원, 기업의 고충과 제약

실증은 모든 기술 산업화의 관문이다. 바이오·헬스케어 분야에서도 실증은 여전히 높은 장벽이다. 특히 대학병원은 복잡한 행정, 장기화된 계약, 비협조적 분위기, 까다로운 IRB(연구윤리심의위원회, Institutional Review Board) 절차 등으로 인해 중소기업이나 스타트업이 접근하기에 현실적으로 어렵다.

지방의료원 의료진 사이에서도 "아이디어는 있지만 실행할 환경이 없다"는 목소리가 반복된다. 실증하고자 하는 수요는 있으나, 이를 수행할 시스템과 구조가 부재하다. 일부 의료진은 현실적 제약으로 인해 대학병원으로 자리를 옮기기도 한다.

이 문제의 해결책은 외부에 센터를 짓는 것이 아니다. 공공병원 내부의 구조를 개선하고, 연구를 가능케 하는 기반을 마련하는 것이 선결 과제다. 현장 접근성이 높고 진입 장벽이 낮은 지역거점공공병원은 실증의 새로운 주체가 될 수 있다. 다만 이를 위해서는 제도적 뒷받침과 전략적 투자, 인프라 확충이 병행되어야 한다.

### 인력의 문제인가, 구조의 문제인가

공공병원이 산업 기능을 수행하기 어렵다는 흔한 이유는 "인력이 부족하다"는 것이다. 실제 지방의료원에는 산업 협력이나 연구를 전담할 인력이 거의 없다. 이는 조직 구조와 역할 배분을 조정함으로써 해결할 수 있는 문제다.

코로나19 대응 과정에서 공공병원에 투입된 인력은 새로운 역할 수행의 가능성을 보여줬다. 인력 자체보다 중요한 것은 병원 조직이 기능 중심으로 재편될 준비가 되어 있는지다. 기능 기반 재배치와 직무 특성화, 협업 구조 설계를 통해 인력의 역량 강화 혹은 전환은 충분히 가능하다. 물론 이를 위해서는 법적·재정적 지원과 정책 설계가 뒷받침되어야 한다.

### 다병원 체계와 기능 재조정

지역거점공공병원이 새로운 역할을 하려면 단일 병원 단위로는 한계가 있다. 규모의 경제, 기능 분산, 전략적 협업을 고려할 때 다병원 연합 모델이 보다 현실적인 대안이다. 국내에도 이러한 모델에 가장 근접한 사례가 있다. 다수 지방의료원이 하나의 법인 아래 통합되어 인사, 회계, 행정 등 주요 기능을 본부에서 일괄 관리하고 있다. 이 구조는 정책 실행의 일관성과 병원 간 역할 분담, 기능 조정의 효율성 측면에서 유리하다.

향후 산업 기능 도입을 위한 기반으로, 이러한 연합형 모델은 유효한 구조다. 기능별 분원을 구성하고 본부가 전략을 총괄하는 방식이 설계되면, 지역거점공공병원은 보다 유연하게 산업과 연계된 구조로 진화할 수 있다.

### 산학협력 부서, 제도적 기반은 존재한다

기능 전환에는 거버넌스의 변화가 필수적이다. 대학·대학병원에 산학협력 단이나 유사 조직이 있듯, 지역거점공공병원 내에도 산학협력 기능을 총괄할 조직이 필요하다. 기술 협력, 기업 연계, 실증 과제 유치, 성과 관리 등의 기능을 수행하는 전담 조직이 병원 내에 존재해야 한다.

법적 제약은 크지 않다. 「지방의료원 설치 및 운영에 관한 법률」은 필요 부서 설치를 허용하고 있으며, 「지방공기업법」은 연구개발, 기술개발, 위탁 사업 등을 부대사업으로 명시하고 있다. 제도적으로 가능한 구조이므로, 실현을 위한 의지와 설계가 관건이다.

### 범부처 플랫폼과 실행 전략

지역거점공공병원의 산업 연계는 소관 부처 단독으로도 가능하지만, 보다 현실적인 방식은 범부처 협업 플랫폼의 구축이다. 주요 중앙 부처, 지방자치단체 등과 협력해 운영과 예산을 분담하고, 성과를 공유하는 구조가 효과적이다.

지금 필요한 것은 산업-의료 연계형 R&D 체계의 재설계다. 미래의 지역거점공공병원은 진료에 국한되지 않는다. 기술, 정책, 제도, 산업이 교차하는 접점이며, 실천 가능한 플랫폼으로 진화할 수 있다. 지금이야말로 기능의 재설계와 역할의 재정의를 모색해야 할 때다.

# 병상 중심주의를 넘어…
# 예타 실패의 구조를 돌아본다

공공병원 설립 논의가 다시 활발해지고 있다. 정부는 중진료권 단위로 필수의료 인프라를 강화하겠다는 정책 방향을 제시했고, 각 지역은 이에 발맞춰 공공병원 설립 또는 확대 사업을 추진하고 있다. 그러나 현실은 녹록지 않다. 예비타당성조사(이하 예타)의 문턱을 넘지 못해 수차례 탈락하는 사례가 반복되면서, 공공의료 강화라는 정책적 명분과 행정 절차 사이의 괴리가 점점 뚜렷해지고 있다.

병상이 부족하다고 하는데 왜 병원을 세우지 못하는가? 이 질문에 답하기 위해서는 예타의 구조, 지역의 기대, 정부의 재정 기준, 그리고 공공의료의 본질을 입체적으로 검토할 필요가 있다.

## 병상 중심 설계는 왜 실패하는가

공공병원 설립 논의는 여전히 '000병상 이상 종합병원'이라는 병상 중심 설계에 머무르는 경우가 많다. 이는 지역 정치와 주민 기대를 반영한 결과지만, 이러한 설계로는 예타 기준에서 지속가능성과 재정성과를 확보하기 어렵다.

예타는 단순히 시설을 짓는 행위를 평가하는 것이 아니라, 해당 병원이 지역 내에서 수행할 기능, 다른 의료자원과의 역할 분담, 운영 수지 전망, 지방재정 부담, 지역경제 파급 효과 등을 종합적으로 고려한다.

이 기준을 충족하지 못하고 병상 수 확대에만 치우친 기획은 탈락할 수밖에 없다. 병상은 '많으면 좋다'가 아니라, '지속적으로 작동할 수 있어야 한다'는 기준에서 평가되기 때문이다.

### 경제성 통과 후에도 설립 후 적자가 부메랑으로 돌아온다

공공병원이 예타에서 반복적으로 탈락하는 구조적 이유는 '편익 기준'에 따라 평가되기 때문이다. 공공병원은 존재 자체로 사회적 편익을 제공하지만, 이는 통상의 재무적 수익 계산에 포함되지 않는다.

우리나라의 예타 구조는 공공의료의 사회적 가치와 시장 수익 간 괴리를 해소할 수 있는 평가 도구를 아직 충분히 갖추지 못했다. 설립 전에는 수익성을 평가하기 어렵고, 설립 후에는 편익 평가가 어렵기 때문이다. 결과적으로 편익 중심 평가로 예타를 통과해도 적자를 피하기 어려운 구조가 되는 것이다. 이것은 예타 제도의 불합리성에 대한 비판이 아니라, 지자체 입장에서 "어떻게 하면 통과할 수 있는가"라는 현실적인 질문이다.

코로나19 팬데믹 이후 공공병원 운영 적자가 심화되면서, 정책의 핵심 쟁점은 '설립 가능성'에서 '지속가능한 운영 가능성'으로 전환되고 있다. 병상 수가 많을수록 좋다는 인식은 이제 정책적으로 위험한 접근이 될 수 있다.

그럼에도 일부 지방자치단체는 주민의 기대와 정치적 약속 사이에서 비현실적인 병상 규모를 전제로 사업을 설계하고 있다. 예타를 수차례 반복하면서도 구조적 변화 없이 대규모 병상 기획을 고수하는 것은 정책 피로도를 높이며, 병상 중심주의가 초래한 구조적 의사결정 실패로 평가된다.

### 예타 면제가 면책이 될 수는 없다

예타 면제 정책은 1990년대 미국 클린턴 행정부의 'Safety Net Hospital' 정책과 구조적으로 유사하다. 당시 미국은 무보험자 급증으로 공공병원의 필요성이 제기되었고, 이를 해결하기 위해 Medicaid DSH^Disproportionate Share Hospital 보조금과 연방 보건국^HRSA의 재정 지원 등을 통해 '재정 논리로는 존속할 수 없는 병원'을 보호하고 유지했다. 이는 시장 실패에 대응한 공공 개입의 전형적인 사례다.

우리 정부도 편익과 수익성의 구조적 문제를 인식해, 일부 공공병원 사업에 예타 면제를 적용하고 있다. 의료 접근성이 떨어지거나 산재·감염병·응급 등의 대응이 필요한 지역은 공공성이 충분하다고 판단해 일반 예타 과정을 생략하는 방식이다.

그러나 면제가 곧 면책이 될 수는 없다. 예타를 면제하더라도 병원 운영이 실패할 경우 그 책임은 고스란히 지역 주민과 지자체에 전가된다. 따라서 예타 면제 자체보다도 면제의 근거와 이후 관리 체계가 더욱 중요하다.

### 지역별 차별화된 접근법이 필수적이다

모든 지역을 '의료 낙후지역'이라는 하나의 틀로 보는 접근은 정책적으로 개선의 여지가 있다. 지역별 인구 구조와 변화 추이, 의료 인력 수급 현황, 기존 병원의 분포와 기능적 특성 등을 종합적으로 고려한 차별화된 접근이 필요하다.

이에 따라 지역별로 필요한 기능과 적정 규모를 도출하고, 협력 가능한 민간 의료자원과의 연계까지 포함한 체계적인 모델링이 요구된다. 이는 의료 전달체계의 전략적 재설계라는 관점에서 접근하는 것이다. 공공병원이 맡을 의료 기능을 명확히 정의하고, 지역 보건의료 생태계 내에서의 역할을 우선 설정하는 것이다. 수천억 원 규모의 정부 예산이 투입되는 상황에서, 해당 예산이 지역 보건의료 체계 복원에 어떻게 기여할 수 있을지에 대한 면밀한 사전 검토가 필수다.

정책의 핵심은 과도한 규모 추구가 아니라, 지역 현실에 부합하는 기능과 운영 구조를 설정하는 것이다. 적정 규모라고 해도 공공의료의 본질적 특성상 수익성은 제약될 수밖에 없다. 그러므로 지역 의료체계 내에서 필수적 기능을 수행할 수 있다면, 재정 투입의 타당성은 충분히 확보될 수 있다.

많은 지방자치단체가 의료 공백 해소를 위해 자체적인 의료 현황 조사와 전문가 자문 등을 통해 다양한 노력을 기울이고 있다. 이러한 노력들이 실질적인 정책 성과로 이어지기 위해서는 명확한 방향성을 갖춘 전략적 설계가 전제되어야 한다.

정책은 다양한 이해관계의 균형을 추구하는 과정이다. 주민의 기대, 지방자치단체의 정책 역량, 중앙정부의 정책 목표가 정교하게 조율될 때, 비로소 공공병원은 지속가능한 공공성을 갖춘 의료시설로 기능할 수 있다. 지금은 병상 중심의 공급자적 사고에서 기능 중심의 수요자 중심 접근으로, 재정 수익과 사회적 편익을 동시에 고려하는 정책 전환의 시점이다.

# 양성자·중입자치료센터, 병원경영을 다시 설계할 기회

보건복지부는 최근 제5기(2024~2026년) 상급종합병원으로 전국 47개 종합병원을 지정하였다. 이와 병행해 연구중심병원 제도의 확대 및 내실화를 위한 노력도 지속되고 있으며, 현재 21개 종합병원이 연구중심병원 1기 인증을 받았다[3].

이 중 19개 기관이 상급종합병원으로도 지정되었는데, 이는 진료 중심의 병원체계 내에서 연구기능이 점차 확산되고 있다는 흐름을 보여준다. 다만, 연구중심병원에서 수행 중인 연구는 현재까지는 연구비 지원에 기반한 개별 과제 중심이 많고, 병원 전반의 조직문화나 인프라가 본격적으로 연구 중심으로 전환되기까지는 시간이 필요하다는 평가가 있다.

상급종합병원에서의 진료수익 중심 경영구조로 인해 병원 내 연구의 전략적 위상은 여전히 도전적인 과제로 남아 있다. 임상 데이터를 활용한 논문작성은 중요한 학문성과지만, 기초연구부터 임상적용, 산업화까지 연계하는 융합형 연구 구조에 대한 요구는 점차 커지고 있다.

### '연구병원'이라는 제도, 그리고 그 오해

현재 보건복지부가 지정하는 '연구중심병원' 제도는 기존 종합병원의 기능을 강화하고, 진료-연구-산업화를 병원 내에서 연계하려는 목적으로 도입되었다. 이에 반해, 과거 일부 이공계 중심 대학들이 추진했던

'연구병원' 구상은 전혀 다른 개념이다.

연구병원은 진료 수익이 목적이 아닌, 환자 기반 연구, 신약 및 치료법 개발, 임상시험을 통합적으로 수행하기 위한 전용 병원을 의미한다. 미국 NIH Clinical Center가 대표적이다. NIH Clinical Center는 모든 환자가 연구 참여자이며, 외래·입원 진료가 아닌 Translational Research에 초점을 맞춘 구조다. 1상 시험 전용 병동 등 일반 병원에는 없는 시설을 갖추고 있다.

과거 국내에서도 이러한 모델을 일부 대학이 도입하려 했으나, 현재 법제도상 연구병원은 공식적으로 존재하지 않으며, 관련 법적 정의나 운영 체계도 마련되어 있지 않다.

### 입자치료센터는 복합형 병원 모델의 시험대

'연구병원'이라는 용어가 법제도적으로 존재하지 않는 상황에서, 이를 그대로 추진하는 것은 현실적으로 한계가 있다. 그러나 그 개념적 토대인 '연구-진료-산업화 통합 구조'는 일부 첨단 의료 분야에서는 충분히 현실화 가능하다.

예컨대 입자치료(양성자·중입자치료)는 단순한 치료 기술이 아니라, 환자 데이터에 기반한 생물학적 효과 분석, 암종 반응성 연구, 방사선량 조절 알고리즘 개발, 병용 약물과의 상호작용 등 복합적 검증이 필요한 분야다. 이는 임상의학뿐 아니라 방사선물리학, 생명과학, 의공학, 데이터 과학 등과의 융합 연구가 진행되어야 하는 영역이다.

이러한 이유로 중입자치료센터, 양성자치료센터와 같은 시설은 '복합형 융합 연구 플랫폼'으로 발전시킬 수 있는 최적지가 아닐까. 이미 해외 주요 기관들은 이 방향으로 운영되고 있다.

독일 하이델베르크 HIT 센터는 독일암센터 DKFZ와 연계해 중입자 치료와 방사선물리학 기초연구를 병행한다. 일본 QST(국가양자과학기술 연구개발

기구)는 치료 병동과 기초과학연구소가 한 기관 내에 통합되어 있다. 미국 MD앤더슨 암센터 양성자치료센터는 모든 치료가 임상시험 프로토콜에 기반하며, 수집된 데이터는 AI 기반 예측모델 개발에 활용된다.

이들 기관의 공통점은 "치료가 곧 연구이고, 환자 데이터가 병원의 전략자산"이라는 원칙 아래 운영된다는 점이다. 단순히 장비를 설치하는 것이 아니라, 연구 중심 운영 시스템과 조직이 함께 설계된 복합체라는 점에서 본받을 부분이 많다.

## 명칭이 아닌, 구조와 기능 중심의 설계가 핵심

'연구병원'이라는 용어를 사용하는 것에 이견이 있다면, 다른 명칭을 써도 된다. 중요한 것은 어떻게 작동하느냐이다. 진료-임상시험-기술 검증-산업화가 하나의 구조 안에서 유기적으로 연결되는 시스템이 필요하다면, 그것이 미래 병원의 모델이다.

최근 지방 권역에서 양성자치료센터 신설 움직임이 활발하다. 기존의 국립암센터나 삼성서울병원 중심에서 벗어나, 지방 거점 병원들이 대학병원 산하 또는 독립 운영을 통해 다양한 방식으로 추진하고 있다. 이때 단순히 공간 배치나 장비 설치 수준에서 그칠 것이 아니라, 병원 조직의 운영 구조 자체를 새롭게 설계할 기회로 삼아야 한다.

입자치료센터의 고비용 구조는 환자 기반 임상시험, 연구, 기술 실증, 산업 연계가 병행될 때 그 진정한 가치가 확보된다. 단기적 수익보다 장기적 전략자산으로 접근해야 하며, 이것이 병원이 첨단 기술과 함께 진화하는 방식이자, 병원경영의 새로운 비전이 될 수 있다.

진료, 수련 중심 병원에서 데이터 기반 병원으로, 치료 중심에서 연구, 기술 검증과 산업 연계까지 포괄하는 병원으로의 전환이다. 이는 첨단 기술과 함께 진화하는 병원, 즉 미래형 의료를 구현하는 구조의 문제이다.

# 공공의료의 범위, '재난 대응 기능'이 강화되어야 한다

국가보훈처 산하의 보훈복지의료시설들은 국가유공자와 그 가족의 건강과 복지를 지원하기 위한 목적으로 전국 각지에 설립되었다. 서울에는 중앙보훈병원이 있으며, 주요 광역자치단체에도 보훈병원이 설치되어 있다. 이러한 시설들은 단순한 의료기관에 그치지 않고 요양, 교육, 연구 기능까지 포괄하는 인프라로 발전해왔으며, 제도적으로도 지속적인 확장을 거듭해왔다. 이는 전쟁이나 테러 등 '과거의 재난'에 대응하기 위해 설계된 정책적 결과물이라 할 수 있다.

그러나 코로나19 팬데믹을 경험하며, 우리는 과거와는 전혀 다른 양상의 재난에 직면하게 되었다. 감염병, 대형 사고, 테러, 정신적 외상까지 포함하는 재난은 더 이상 과거의 사건이 아니라 현재 진행형이며, 언제든 다시 발생할 수 있는 미래의 위험이다.

### 고위험 직군 중심의 질환, 공공의료 범위 확장이 필요한가?

보훈의료체계는 전통적으로 참전유공자, 전상·공상군경, 전몰순직군경, 고엽제후유증 환자, 중·장기복무 제대군인을 중심으로 구성되어 왔다. 특히 전상군경은 군인이나 군무원, 경찰공무원이 전투 또는 이에 준하는 업무 중 상이를 입고 전역 또는 퇴직한 경우로, 상이등급 1~7등급으로 판정된 이들을 의미한다. 공상군경은 소방공무원 등을 포함하여 국가 안전과 국민의 생명 및 재산과 관련된 업무 중 상이를 입은 이들을 지칭하며, 역시 1~7등급 판정을 받은 경우를 포함한다. 그러나 최근 들어 소방·경찰 등 현장 재난 대응 인력이 빠르게 증가하면서, 보훈대상자의 구성과 특성 역시 크게 변화하고 있다.

이들이 겪는 질환은 단순한 외상이 아니라, 직업적 노출에 기반한 복합적 질환이라는 점에서 의료지원 체계의 재정립이 필요하다. 재난 현장에서 활동하는 소방관과 경찰관은 외상 후 스트레스 장애(PTSD[4]), 근골격계 손상, 심혈관 질환, 화상 등 다양한 신체적·정신적 문제를 동시에 안고 있다. 이러한 질환은 단기 치료만으로 해결되지 않으며, 장기적인 재활과 사회 복귀까지 포함하는 포괄적인 의료지원 체계가 반드시 필요하다.

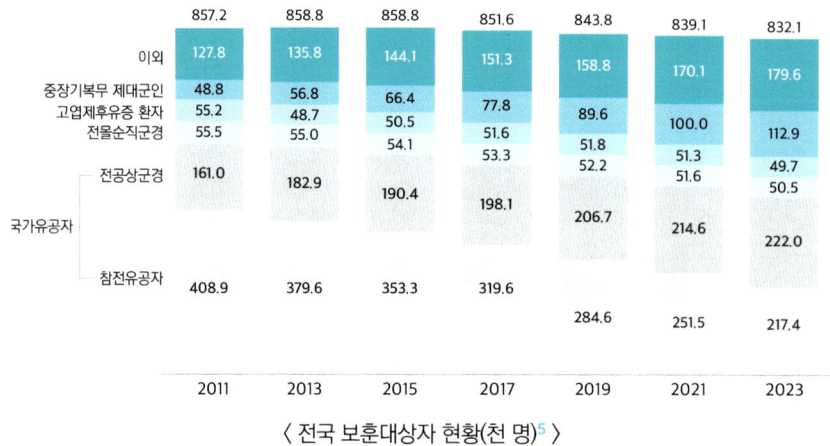

〈 전국 보훈대상자 현황(천 명)[5] 〉

### 기능 기반의 재난의료 특성화로 공공의료 기능을 확장할 때

현재의 공공의료는 권역별 중진료권을 중심으로 공공병원을 배치하여 필수의료 접근성을 높이는 데 주력하고 있다. 이는 의료취약지역 주민들에게는 매우 반가운 일이다. 그러나 재난의료는 의료취약지 해소라는 기존 접근 방식과 완전히 다르다. 감염병 대응, 트라우마 치료, 신속한 전원 체계 및 병상 전환 시스템 구축은 단순한 병상 수나 위치가 아닌, 병원이 수행할 수 있는 기능 자체를 중심에 둔 구조로 설계되어야 한다.

특히 지방의료원이나 적십자병원이 재난의료 기능까지 수행하기에는 구조적·재정적 한계가 존재하며, 이에 따라 기능 기반의 전문병원 체계를 구축하는 것은 더 이상 미룰 수 없는 과제가 되었다.

### 재난의료는 복지 영역이 아닌, 국가안보 영역이다

재난의료는 복지의 영역을 넘어, 국가안보의 핵심 인프라로 이해되어야 한다. 국립소방병원은 이러한 변화의 시작점이 될 수 있으며, 서울 외 지역에 경찰병원을 신축하려는 논의 또한 긍정적으로 전개되고 있다. 군 병원의 경우 민간 개방에 제약이 있어 재난 상황에서의 공공의료 역할에는 일정한 한계가 존재하지만, 이에 대한 개선 방안도 꾸준히 논의되고 있다.

재난의료를 위한 공공의료는 더 이상 복지나 보훈의 관점만으로 다룰 수 없다. 이는 국가의 위기 대응 역량과 직결되는 전략적 인프라이며, 의료전달체계 역시 건강관리부터 진료, 재활, 요양, 사회 복귀까지를 아우르는 융합형 구조로의 전환이 요구된다. 여기에 질병 관리뿐 아니라 장비 및 시스템의 연구개발, 전문 인력 양성까지 유기적으로 연결되어야 한다. 과거의 위기는 단절된 하나의 사건이 아니라, 사회 시스템 전반의 연속적 대응 능력을 점검하는 계기로 이해되어야 한다.

### 재난의료는 또 하나의 전략산업이다

이러한 맥락에서 재난의료는 단순한 공공서비스를 넘어, 복합 산업화 가능성을 지닌 영역으로 바라봐야 한다. 예를 들어 감염병 대응을 위한 음압병실 기술, 센서 기반 의료기기, 대형재해 대응을 위한 통합관제

시스템, 심리치료 및 재활기술, 진단 및 감시장비의 국산화 등은 모두 고부가가치 산업으로의 확장이 가능한 분야다.

이 과정에서 경찰대학, 치안정책연구소, 소방 관련 학과, 국립재난안전연구원, 국군의학연구소 등 재난 대응 인프라를 보유한 기관들이 기술 개발 및 산업화의 거점으로 기능할 수 있다. 현재 이들 기관은 주로 인력 양성과 정책 연구에 집중하고 있으나, 향후에는 재난의료, 기술, 산업화를 유기적으로 연결하는 클러스터로의 전환 가능성도 존재한다. 국내에 건립 중인 각종 특화 연구단지나 협업 플랫폼과 연계함으로써, 이제는 단순한 응급·외상·중증 진료 대응을 넘어서는 산업 전략 차원의 접근이 필요하다.

# 치과대학병원의 역량 강화 : 디지털 기술과 의료산업화의 교차점에서

### 산업에서 소외되고 있는 치과대학병원

치과대학병원은 전통적으로 진료, 교육, 연구라는 세 가지 축을 중심으로 운영되어 왔다. 그러나 의료산업이 디지털 전환과 기술 융합을 기반으로 빠르게 재편되고 있음에도, 치과대학병원은 산업화 흐름에서 점차 주변화되고 있다.

국내 치과 진료 수요는 꾸준히 증가하고 있다. 건강보험 적용 확대와 고령층의 구강 건강 인식 제고에 따라 내원율은 상승세를 보이고 있으며, 국산 임플란트와 관련 기술은 수출 경쟁력을 확보하고 있다. 그러나 이러한 산업 성장의 수요는 임상 현장의 공급과 유기적으로 연결되지 못하고 있다. 치과대학병원이 여전히 진료 중심 운영에 머무르며, 산업 생태계와의 연계가 제한적인 실정이다.

이는 단순한 장비나 예산 부족의 문제가 아니다. 대부분 치과대학병원이 대학병원의 부속기관 형태로 운영되며, 독립적인 예산권과 사업 추진 권한이 없는 구조적 한계, 인사체계 등에 기인한다. 외부 기업과의 협력이나 기술 실증 프로젝트를 병원 차원에서 자율적으로 추진하기 어렵고, 이로 인해 정부의 전략적 지원사업에서도 후순위로 밀리는 악순환이 반복된다.

### 치의학의 기술 친화성, 실증 시스템의 부재로 단절되다

치의학은 기술과 임상이 긴밀히 연결된 분야다. 임플란트, 3D 프린팅 보철물, AI 진단 소프트웨어 등은 진료 현장에서 실제 환자와의 상호작용을 통해 기술적 유효성과 상업성을 동시에 검증할 수 있는 특성을 지닌다. 그럼에도 불구하고, 현재 많은 치과대학병원은 이를 체계적으로 실증할 조직이나 프로세스를 갖추고 있지 않다.

많은 치과병원에서 산학협력 실적이 연구 실적이나 교원인사 평가에 체계적으로 연동되지 않고 있으며, 개별 교원의 자발적 노력에 의존하는 구조가 지속되고 있다. 기술 실증이 학문적 성과와 수익 창출로 이어지기 위해서는, 실증 활동을 교원의 연구·평가 체계에 포함시키고 치과병원 운영 전략에 명확히 반영해야 한다.

### 거버넌스 없는 실증 플랫폼은 작동하지 않는다

인프라를 구축하자는 논의는 활발하지만, 정작 중요한 전제는 간과되고 있다. 바로 치과병원 내 운영 권한 확보, 즉 거버넌스 개편이다. 현재처럼 대학병원의 부속기관에 머무는 구조에서 디지털 실증 프로젝트나 외부 협력 사업이 병원 내부 우선순위와 충돌할 가능성이 크다. "왜 특정 진료과만 산업화를 지원하느냐"는 반문이 나오는 것도 예상 가능한 시나리오다.

치과대학병원의 실증 역량을 강화하기 위해서는 운영 자율성을 기반으로 한 전담 거버넌스 체계가 필요하다. 이를 위해 초기 '치과산업화 추진위원회' 설립, 본원 기획조정실과의 협업 체계 구축, 예산·투자·수익 분배 기준 명문화가 요구된다. 중장기적으로는 법인화를 통해 독립적 산업 전략을 수립·시행할 수 있는 조직 전환을 검토할 수 있다.

## 해외 사례가 보여주는 실행의 조건

해외 사례는 단지 이상적인 모델이 아니라, 충분히 실현 가능한 구조 전환의 방향임을 보여준다. 주목할 점은 이들 기관도 처음부터 매끄럽게 시작한 것은 아니라는 사실이다.

프랑스 몽펠리에 치과병원이 운영한 e-DENT 프로젝트는 스마트폰 기반의 원격 구강 진료 시스템으로, 초기에 장비 품질 문제, 수가 연계 부족, 코로나19로 인한 사업 지연 등으로 위기를 겪었다. 하지만 간병인을 대상으로 한 장비 사용 교육, 지역 보건청과의 파트너십 구축을 위한 보건부 협상 등을 통해 프로젝트를 안정화시키고, 현재는 1만 건 이상의 사례를 축적한 원격진료 모델로 발전했다[6].

일본 도쿄의과치과대학(TMDU)도 시행착오를 겪으며 관련 학과를 신설하고 디지털 실증 체계를 구축해왔다. 국가별 환경의 차이가 있음에도 이들 사례의 공통점은 기술보다도 제도 설계, 내부 협업, 정부와의 조정이 실증 성공의 핵심이었다는 점이다. 기술적 이상향보다 실행 가능한 구조를 먼저 만든 것이 성패를 가른 요소였다.

## 산업화 역량 강화를 위한 전략, 지역 전략과의 연계

치과대학병원이 디지털 실증 거점으로 기능하기 위해 필요한 운영체계 재설계, 거버넌스 재편, 예산·투자·인사 제도의 실증 중심 연동, 그리고 임상시험센터와 실증 인프라를 확충하는 업무는 치과대학병원이 단독으로 실행하기 쉽지 않다.

그러므로 산업화 거점으로의 전환을 희망하는 지역 거버넌스와의 연계가 필수적이다. 현재 치과대학병원과 지자체와의 협력은 공공의료 기능에 집중되어 있으며, 디지털 실증이나 산업화는 협의 대상조차 되지 않는 경우가 많다.

지자체는 치과대학병원이 공공의료 외에도 디지털 진단, 의료기기 검증 등의 기능을 수행할 수 있도록 관련 부서, 산하기관 등과의 협업 체계를 설계할 수 있다. 이는 병원의 기능 강화 차원을 넘어, 치과대학병원을 지역 산업정책의 핵심 파트너로 포지셔닝하는 특성화 전략이다.

3장

대학이 빠진 클러스터는
뿌리가 없는 것이다

기술과 자본만으로는 바이오·헬스케어 생태계가 작동하지 않는다.
고위험·고불확실성의 구조 안에서 신뢰와 연결을 설계할 수 있는 주체는 드물며,
대학은 그 역할을 감당할 수 있는 몇 안 되는 공공 플랫폼이다.
이 장에서는 대학을 중심으로 한 클러스터 설계의 필요성과 가능성을 다룬다.
단순한 산학협력을 넘어, 인재양성, 실증연계, 정책 파트너십에 이르기까지
대학이 전략적 주체로 전환되기 위한 가능성을 살펴본다.

## 의료의 '연구'와 바이오의 '연구'는 왜 따로 움직이는가

### 미국은 어떻게 하나의 언어로 움직이는가

미국에서는 의료와 생명공학이 분리되지 않은 구조 속에서 발전해 왔다. 특히 1990년대 이후 융합의 필요성이 대두되면서, 이 둘을 단순히 협력하는 수준이 아닌 하나의 유기적 생태계로 재설계하려는 전략이 본격화됐다.

하버드, 스탠퍼드, 존스홉킨스, MIT, UCSF 등은 단일 대학 조직 안에서 의학전문대학원과 생명과학대학, 공과대학이 긴밀히 연결되어 있다. 이들은 부속병원, 학위·비학위 과정, 연구소, 기업 등과 함께 공동 교수 임용, 공동 세미나, 공동 연구를 일상화하며 움직인다. 연구는 부처나 조직 간 협조가 아닌, 처음부터 연결된 구조 속에서 설계된다.

하버드 Dana-Farber, 스탠퍼드 Bio-X, UCSF CTSI(Clinical and Translational Science Institute) 등은 이런 통합적 구조의 대표적 사례다. 암 연구는 유전체, 약물 개발, 임상시험까지 하나의 프로젝트로 이어지고, 연구자는 소속과 관계없이 이 전 과정을 넘나든다. 임상의사와 생명과학자가 함께 연구비를 신청하고, 공대 연구자는 병원에서 직접 데이터를 수집하며, 신약 개발은 환자 치료와 같은 공간에서 검증된다.

이러한 구조는 단순한 협업을 넘는다. 교육과 연구, 산업화의 주체들이 '하나의 언어'를 쓰며, 제도적으로도 이를 뒷받침한다. 연구중심병원 제도

근간인 CTSA는 그 대표적인 국가 정책으로, 미국 전역의 대학병원과 연구소를 허브로 연결해 기초와 임상의 간극을 줄이고, 연구 간소화, 산업화 연계, 의사과학자 양성을 지원한다.

이처럼 미국은 학문과 산업, 실험과 임상이 동일한 설계 아래 작동하는 나라다. 문장이 달라져도 문법은 같다. 협업은 가산점이 아니라 기본값이고, 연구자 역시 기술이전, 창업, 사업개발에 적극 참여한다. 이를 뒷받침하는 조직과 제도는 IRB부터 창업 지원까지 일원화되어 있어 실무 충돌이 최소화된다.

### 우리나라는 왜 두 개의 언어가 생겼는가

우리나라의 경우, 의료와 생명공학은 같은 단어를 사용하지만, 사실상 전혀 다른 언어로 작동한다. 이는 문화적 차이가 아니라 구조적 진화의 결과다.

의학은 비교적 이른 시기부터 독자적 발전 경로를 밟았다. 전공의 제도, 의대-부속병원 체계, 전국민 건강보험 등은 진료를 중심으로 한 생태계를 빠르게 자립시켰다. 교육-연구-진료가 병원 내부에서 자체적으로 순환하며 완결된 구조를 형성했다. 공공의료조차 정책을 주도하는 입장에서 외부와의 연결 필요성은 낮아졌다.

의대·의전원은 기초·임상교실간 업무 구분을 기반으로, 대학병원은 외래와 입원, 내·외과계와 진료지원계, 수련, 논문, 국내외 학회 등 교육-연구-진료가 병원 내에서 선순환하며 작동하는 구조를 일찍 갖추었다.

이러한 자기충족적 구조는 효율적이지만, 타 분야와 연결할 동기와 인센티브가 약했고, 생태계 바깥 기술에 대한 수요도 적었다. 의학은 환자 중심의 '현장 생태계'로 진화했고, 이 안에서의 완결성이 강점이자 한계가 되었다.

반면 생명공학은 2000년대 이후 정부 주도의 BT 육성 정책과 함께 성장

했지만, 초기 전략은 신약 창출보다는 복제약 개발과 기술이전 기반 강화에 집중되어 있었다. 의료현장을 거치지 않은 연구와 산업화는 임상적 실증이 부족했고, 연구자는 환자 중심의 피드백을 받기 어려웠다.

결국 의학은 '환자 기반 실증 생태계'로, 생명공학은 '기술 중심 산업 생태계'로 분화되었다. 그 결과 두 분야는 실험과 진료, 기술과 현장이라는 서로 다른 문법을 채택하게 되었고, 병렬적 구조로만 작동해 왔다. 협업이 부족했던 것이 아니라, 협업의 필요성이 설계되지 않았던 것이다.

## 분리의 원인은 제도와 구조 속에 있었다

이 같은 단절은 단순한 역사적 경로 차이를 넘어 제도와 구조에 의해 고착화되었다.

대학은 교육부 산하지만, 의대·의전원은 실질적으로 보건복지부의 관리 아래 있고, 생명과학은 과학기술정보통신부와 산업통상자원부가 나눠서 관할한다. 연구과제는 부처별로 분리되고, 평가 기준도 다르며, 인사 체계는 서로 연동되어 있지 않다.

기관 내부 구조도 유사하다. 의대·의전원과 병원은 자체 인사제도와 수익 구조를 갖고 있으며, 진료수익과 연구비 수익의 경우 약하지만 직접 연동된 인센티브 구조를 형성하고 있다. 이에 비해 생명과학대학은 산학협력단 중심으로 특허, 기술이전, 창업 성과를 중시하며, 평가 체계도 전혀 다르다.

이처럼 동일한 '대학' 안에서도 두 영역은 전혀 다른 법령과 평가 기준, 행정 절차로 움직이며, 사실상 이중 구조를 형성하고 있다. 협업을 하더라도 연구비 배분, 인사 반영, 성과 측정 등 모든 단계에서 충돌이 발생하고, 실무자는 피로감을 느끼며, 협업이 회피된다.

결과적으로 이 단절은 문화적 문제라기보다는 제도적 설계의 산물이다. 구조가 협업을 어렵게 만든다.

### 융합을 가능케 한 경험: 미국에서 본 교육과 실무의 구조

이러한 구조적 차이를 가장 실감한 것은 2000년대 들어 미국에서의 교육 경험과 실무 경험을 통해서였다. 전공은 Health Management인데 '보건정책 및 의료경영학'이라는 번역에 담지 못한다. 병원을 넘어 바이오·헬스케어 경영전략, 공공정책, 신약개발, 의료의 질, 헬스케어 재무, 의료윤리, 시설 건축, 의료법과 제도, 의료정보화, 보험, 공중보건, 헬스케어 마케팅까지 포괄했다. 의료현장의 의사결정, 제약회사의 신약개발 과정과 가치 평가, 재무 전략이 하나의 교과과정 안에서 조율되었고, 이는 서로 다른 문법을 연결하는 구조적 훈련이었다. 다르다는 것이 전제가 아니라, 다름을 통합하는 것이 기본값이었다.

실무에서도 바이오와 헬스케어는 늘 함께 논의되었다. FTI Consulting Inc. FTI Healthcare에서의 경영컨설팅 경험도 '다른 언어, 다른 문법을 조율하는 일'이었다. 프로젝트에는 병원, 제약사, IT, 보험사가 모두 참여했다. 처음부터 한자리에 모이고, 각자의 과제가 아니라 '공동의 목적'을 중심으로 접근한다. 서로 무엇을 도울 수 있는지를 중심에 두고 시작부터 다르게 움직인다. 거기는 원래 그런 곳이라 그러한 협업 방식이 일상이었다.

이 과정에서 헬스케어와 바이오의 언어가 실제로 함께 작동할 수 있음을, 그리고 이 통합이 실현 가능한 구조임을 몸소 확인했다. 이것이 캡스톤브릿지에서 바이오·헬스케어 컨설팅을 시작하게 된 계기가 되었고, 협업이 가능하려면 먼저 설계가 바뀌어야 한다는 확신으로 이어졌다.

### 우리나라도 가능성은 있다

바이오와 헬스케어의 결합은 더 이상 선택이 아니라 불가피한 흐름이다. 유전체 맞춤의학, 디지털 헬스케어, 첨단재생의료 등은 두 분야가 통합되지 않고서는 실현 불가능하다.

협업은 의지나 열정만으로 되지 않는다. 구조와 제도 지원이 따라야 한다. 언어가 통합되어야 하고, 평가 방식이 바뀌어야 하며, 인재양성 과정이 융합되어야 한다.

융합은 슬로건이 아니라 교육과정으로 작동해야 하고, 공동연구는 단발성 과제가 아니라 인사교류, 공동성과로 이어져야 한다. 하버드-MIT의 HST 프로그램이 국내에 소개된 지 수년이 지났지만, 아직 우리나라 대학에는 이와 같은 수준의 지속 가능하고 제도화된 융합 교육이 자리잡지 못했다. 제도 이전에 다르다는 사실을 인정하고, 그 차이를 연결하는 설계가 필요하다.

같은 단어를 써도 다른 문법으로 움직이는 이 단절을 다시 물어야 할 시점이다. 대학이 나서지 않는다면, 클러스터는 그 역할을 할 수 있을까.

## 소부장이야말로 대학이 해야 할 일이다

**일본 수출규제가 깨운 소부장 자립의 필요성**

2019년 일본의 반도체 소재 수출 규제는 우리나라 '소재·부품·장비 (소부장)' 산업의 자립화 정책을 실질적으로 촉진한 계기가 되었다. 20년 가까이 된 「부품·소재전문기업 등의 육성에 관한 특별조치법」은 2020년 개정되었으며, 이후 일본산 소재에 대한 의존도는 점차 낮아지는 중이다. 일부 품목에서는 국산화율이 70%를 넘겼고, 기업들이 체감하는 공급망의 안정성과 기술 자립성은 분명 이전보다 높아졌다. 이는 단순히 기술 확보의 문제가 아니라, 수출규제라는 외부 리스크에 대응하는 산업 구조의 회복 탄력성을 확보한다는 점에서 의미가 있다. 정책 입안자에게는 위기 대응형 법제와 산업 전략의 실효성을 평가할 계기였고, 기업에는 공급선 다변화의 필요성을 절감하게 만든 사건이었다.

**코로나19 팬데믹으로 드러난 바이오 소부장의 중요성**

2020년 이후 코로나19 팬데믹은 바이오 산업에서 새로운 의존 구조의 위험을 적나라하게 드러냈다. 백신 개발과 생산이 일부 국가와 기업에 집중되면서 글로벌 공급망은 극심한 불균형을 겪었고, 이는 단순한 산업 문제가 아니라 국가 안보, 생명권과 직결된 사안이라는 인식을 전 세계에 각인시켰다.

대표적인 사례로, 미국은 자국 우선주의에 따라 국방물자생산법$^{DPA}$을 발동해 백신 원료의 해외 반출을 차단했고, 그 결과 인도의 세럼연구소는 생산 차질을 겪었다. 인도 정부 역시 백신 수출을 중단하며 자국 공급을 우선시했고, 이로 인해 아프리카, 중남미, 동남아 국가들은 치명적인 백신 공백기를 겪었다[7,8]. 반면 중국은 자국 생산능력을 활용해 백신 외교를 전개하며 COVAX[9]를 포함한 22개국에 15억 도스[10]를 지원하거나 수출했다[11].

우리나라는 이 시기에 바이오 소부장 분야에서 수입 의존도가 심각하다는 현실을 재확인했다. 2022년 기준, 바이오 의약품의 원부자재 중 91.7%가 수입에 의존하고 있으며, 그 주요 공급국은 일본, 미국, 독일, 중국 등 소수 국가에 집중되어 있다[12]. 이러한 집중도는 외부 리스크 발생 시 즉각적인 산업 마비로 이어질 수 있으며, 이는 단순한 생산 차질을 넘어서 국가 전체의 보건안보와 직결되는 문제다. 그래서 기업과 정책 입안자 모두 장기적인 공급망 안정성과 전략적 자립 기반 구축의 필요성을 인식하고 있다.

### 현실시장의 진입 장벽, 기술이 있어도 시장이 없다면...

바이오 소부장 분야에서 국산화가 이루어지더라도, 그것이 곧 시장 진입으로 이어지지는 않는다. 고성능 기술을 개발한 스타트업이나 중소기업이 있다고 해도, 기존 제품에 익숙한 중견 제약사들은 품질 신뢰 부족, 시험 검증 구조 미비 등의 이유로 쉽게 채택하지 않는다. 기술과 수요 간의 단절은 더욱 복잡하다. 기업의 실제 필요를 반영하지 않은 기술이 시장에 나오는 경우가 많고, 이는 실사용 단계에서 다시 개발 비용과 시간을 유발한다. 예를 들어 항체 정제용 레진 하나만 보더라도, 단백질 발현 방식, 요구되는 물성, pH 범위 등은 기업마다 다르기 때문에 보편적인 솔루션으로는 수요를 충족할 수 없다.

정책적으로 대학과 기업 간 1:1 산학협력 R&D를 지원하고 있지만, 이는 신뢰의 문제를 구조적으로 해소하지 못한다. 기업은 기술이 아니라 '검증된 기술'을 원한다. 그리고 그 검증은 단순한 성능 비교가 아니라, 사용 환경에서의 반복 가능한 성능 입증과 후속 데이터를 동반해야 한다. 즉, 기술이 있어도 시장이 없는 이유는 신뢰의 공백 때문이다. 이 공백을 메우는 신뢰 중개기관의 역할이 요구된다.

기초연구와 상용화 사이의 간극을 메우는 응용연구에 집중하는 곳, 민간기업의 수요에 기반한 연구과제를 수행할 수 있는 곳, 정부 지원을 받으면서 위탁연구의 균형잡힌 재정 구조를 구축할 수 있는 곳, 그리고 산업계가 필요로 하는 실무형 연구인력을 꾸준히 배출할 수 있는 곳이 필요하다.

### 대학은 신뢰 중개기관으로 적합한가?

이미 중개기관은 존재한다. 시험·분석·평가 분야에서 국내외 인증을 수행하며, 소재·부품·장비 산업에서도 일정한 검증 기능을 담당하고 있다. 그러나 이들 기관이 '시장 연결'의 마지막 고리를 완전히 메우기에는 나름의 고충이 있다.

이들 기관은 표준화된 시험을 중심으로 인증을 제공하므로, 사용환경에 따른 맞춤형 실증이나 반복 적용의 정량적 분석에는 소극적일 수 있다. 그리고 공급자와 수요자 간 기술 이해 차이를 좁히기보다는 정해진 절차에 따라 결과를 제시하는 성격이 강하다. 즉, 기술의 신뢰성은 입증하지만, 기술의 적합성이나 활용성을 입증하기에는 제약이 따른다.

이 지점에서 대학의 역할이 보완적으로 중요해진다. 대학은 단순히 기술을 검증하는 기관이 아니라, 기술의 맥락과 시장의 수요를 중재하고, 양자를 연결하는 신뢰 생태계의 가교로 기능할 수 있다.

## 신뢰 중개자이자 산업 생태계의 가교로서의 아카데미아

대학이 수행할 수 있는 실증 연구는 기존 시험·검사 기관과는 성격이 다르다. 대학은 실제 산업 현장의 구체적인 조건을 반영해 기술을 반복적으로 실험하고 그 과정에서 다양한 성능 데이터를 축적하는데 강점이 있다. 특히 바이오·헬스케어 분야처럼 제조 공정이 복잡하고 개별 조건에 민감한 영역에서는, 특정 단백질 조건 등 맞춤형 실증이 중요하다. 대학은 이런 고도화된 실험 환경을 갖추고 있으며, 특정 기업이 요구하는 수준에 맞춘 기술 적합성을 검토하는 데 유리한 위치에 있다.

이와 함께, 대학은 교육과 연구를 동시에 수행하는 특성상 산업계와의 네트워크가 깊고 넓다. 졸업생들이 관련 산업에 진출하고 있고, 기업과의 산학협력 프로젝트도 진행되고 있다. 의과대학은 임상, 생명과학대학, 공과대학은 생산 현장과의 지속적인 연계를 통해 실제 기술 수요를 읽어내고, 이를 바탕으로 연구 방향을 조정하거나 기술 개발자와 수요 기업 간의 소통을 중재하는 역할을 한다. 대학은 단순히 기술을 공급하거나 시험하는 기관이 아니라, 기술이 시장에 안착하기까지의 과정에서 조율자 역할을 할 수 있는 독특한 위치에 있다.

이러한 관계는 일회성으로 끝나지 않는다. 대학은 기업과의 공동 연구, 인력 교류 등을 통해 지속적인 협력 구조를 만들어왔다. 시험기관이 제공하는 인증이 주로 단기적이고 사건 중심적이라면, 대학이 제공하는 신뢰는 장기적인 파트너십 속에서 점진적으로 형성된다. 이는 기술의 성능뿐만 아니라, 해당 기술을 계속해서 사용할 수 있는 안정성과 확장 가능성에 대한 신뢰로 이어진다.

정책적으로도 대학은 기업과 정부 사이에서 실증 플랫폼의 역할을 수행할 수 있다. 대학의 중립성과 공공성을 바탕으로 실증 과정을 설계하면, 정부는 기업의 부담을 덜어주는 다양한 인센티브를 제공할 수 있다. 예를 들어,

대학과 연계한 실증에 참여한 기업에 세제 혜택이나 기술료 감면 등의 혜택을 주면 공급자와 수요자 모두에게 실질적인 참여 동기가 생긴다. 동시에, 대학이 가진 실험 인프라와 전문 인력에 대한 기업의 접근성을 보장하면, 기술 검증의 문턱은 낮아지고 시장 진입 가능성은 커진다.

 소부장은 기술만의 문제가 아니다. 그것은 공급자, 수요자, 정부, 국제 사회가 얽힌 신뢰와 구조의 문제이며, 단순한 검증을 넘어선 연결의 문제다. 정적인 기준을 바탕으로 기술을 평가하는 기관과 비교할 때, 대학은 시장 상황과 기업 수요에 따라 유연하게 반응하며 기술의 실제 성능과 활용 가능성을 검토할 수 있는 '동적 실증'의 무대가 될 수 있다. 대학은 학문의 장을 넘어, 산업 생태계의 신뢰를 설계하고 이끌어가는 중추적 기관으로 재정의되어야 한다.

# 인재양성의 역할 전환

**구조는 만들어졌지만, 현장은 분산돼 있다**

우리나라 바이오 헬스케어 인재양성 체계는 다양한 주체가 각자의 위치에서 활발히 움직이고 있다. 중앙정부는 산업통상자원부, 보건복지부를 비롯한 9개 부처에서 79개에 달하는 인재양성 사업을 추진 중이다[13]. 대학은 학과 단위 교육과 혁신공유대학 모델을 통해 학제 간 교육을 제공한다. 전문 교육기관과 지자체 산하 기관도 현장의 요구에 맞춘 프로그램을 꾸준히 운영 중이다.

무엇보다 주목할 만한 점은 정부가 최근 들어 이처럼 분산된 인재양성 사업을 연결하고 체계화하려는 노력을 강화하고 있다는 것이다. 인재양성 사업안내서는 부처 간 협업과 교육 품질 개선, 수요 중심 재설계를 위한 실질적인 방향성을 제시하고 있다. 특히 산업 현장의 목소리를 반영하고, 지역 기반 교육 거점의 활용 가능성을 열어둔 것은 분명 이전보다 전진된 접근이다.

**빠르게 변하는 기술, 따라가지 못하는 인력 체계**

그러나 산업 현장과의 간극은 여전히 존재한다. 기술은 빠르게 고도화되고 있으나, 인재양성은 제도적 절차나 행정 구조에 막혀 속도를 내지 못하고 있다. 인공지능 진단, 디지털 치료제, 세포·유전자 치료, 시험·

검사 등 신규 분야는 즉시 활용 가능한 전문 인력이 부족하고, 교육 프로그램은 이론 위주로 설계되거나 실습 중심 프로그램도 중복 운영되는 경향이 있다.

지자체는 지역 산업 육성이라는 과제에 대응해 자체적인 인재양성 프로그램을 꾸준히 개발하고 있다. 이는 지역 내 대학, 병원, 기업과의 긴밀한 협업을 바탕으로 현장성과 기민함을 갖춘 교육을 가능케 한다는 점에서 의미가 크다. 다만, 일부에서는 "지자체는 전문성과 자원이 부족해 교육 품질을 담보하기 어렵다"는 시선을 보내기도 한다.

이 같은 우려는 단지 지자체의 한계라기보다, 중앙의 표준과 지원 체계가 함께 설계되지 않았던 구조적 문제에서 기인한 측면이 크다. 지자체와 산하 기관은 해낼 역량이 있다. 다만, 해낼 수 있게 설계돼야 한다. 실행력도 있다. 문제는 책임이 아니라, 제대로 역할을 맡을 수 있는 제도적 뒷받침이 부족했다는 점이다.

### 표준은 중앙정부가, 실전은 지자체가

이제는 사업 확대가 아닌, 인재양성 역할 재정립이 필요하다. 중앙정부는 산업 수요 분석과 인재양성의 기준 제시, 교육 품질 관리를 맡고, 지자체는 현장과의 밀착도와 실행 속도를 기반으로 교육의 실질적 추진을 담당하는 것이다. 이는 권한을 무조건 분리하자는 것이 아니라, 중앙정부가 기준을 잡고 지자체가 그 기준 안에서 능동적으로 설계하고 실행할 수 있도록 하자는 합의 기반의 구조 전환이다.

일부 지자체의 역량 부족이나 인프라 격차는 분명 현실적인 제약 요인이다. 그러나 그렇기 때문에 더욱 '차별적 집중' 전략이 필요하다. 바이오와 헬스케어 산업이 각 지역 클러스터별로 제약, 의료기기, 디지털헬스 등으로 특화하는 것을 지향하듯, 인재양성도 해당 지역의 인프라와 산업 기반에 맞게 분화되어야 한다. 모든 지역에 똑같은 프로그램을 나누는 방식이 아니라, 기반이 있는 곳에는 실전형 거점 교육을 집중하고, 기반이 부족한 지역에는 중앙과 연계된 원격 교육, 파견 교육, 연합형 교육 등 단계적 접근 모델을 적용해야 한다.

이러한 접근은 결국 지자체가 자신의 강점을 활용해 경쟁력 있는 지역 모델을 만들어갈 수 있는 기회를 제공한다. "우리 클러스터에 대학병원이 없다"는 이유로 소외감을 느낄 필요는 없다. 대신 시험기관이 있는 지역, 데이터센터가 있는 지역, 교육기관이 강한 지역은 그만의 방식으로 역할을 가질 수 있다. 중요한 것은 '무엇이 있는가'가 아니라, '있는 자원을 어떻게 연결하고 설계하는가'다.

대학, 대학병원 소재 지역은 임상시험 인재양성, 기업 대상 IRB 프로세스 교육 허브로 삼을 수 있다. 인프라 기반의 기능 분화는 이미 자연스럽게 형성되고 있으며, 정책이 이를 구조화하고 체계화하는 방향으로 전환돼야 한다.

다만 대학병원 입장에서 보면, 인재양성은 진료 중심 운영체계와는 다른 성격의 업무이기 때문에, 이를 실질적으로 수행하기 위해선 전담 인력, 안정적인 재원, 교육 설계 권한 등 지자체의 제도적 지원 기반이 전제되어야 한다. 현장의 책임을 강조하면서 제도적 준비가 미흡할 경우, 실질적 실행은 병원의 부담으로만 남을 수 있다. 대학이나 병원을 전략적 거점으로 삼겠다면, 단순한 역할 부여가 아닌 제도적 파트너로서의 위상과 자율성이 함께 설계되어야 한다.

## 지자체 특성화를 제도화했다

주요국은 지역 기반 교육 거점을 제도화하고 있다. 영국은 GMP 실습, 품질 교육 등을 클러스터 중심의 공공기관 Catapult을 통해 운영하고 있다. 싱가포르는 바이오폴리스에서 SkillsFuture 제도를 연계하고 있고, 독일은 지역 산업과 연계한 이중 교육 시스템으로 실험실과 현장을 넘나드는 실전 인재를 키운다.

이들 사례는 공통적으로 "중앙이 주도하고, 지자체 혹은 지역이 실행한다"는 원칙 위에서 작동하며, 지역을 단순 실행 창구가 아닌 제도적 파트너로 인정하고 있다는 점에서 주목할 만하다.

여기서 한 가지 더 주목할 점은 산업계의 위치다. 해외 사례에서 기업은 단순 수요자가 아니라, 교육 과정 설계와 운영에 실질적으로 참여하는 공동 기획자이자 실행자다. 우리도 바이오 기업들이 실험적 교육 프로그램을 직접 제안하고 운영할 수 있도록, 제도적 공간과 시범 모델을 보장할 필요가 있다.

### 당장 할 수 있다, 구조만 바꾼다면

지금이 바로 그 전환점이다. 정부가 이미 여러 노력을 기울이고 있는 지금, 다음 단계는 지자체 클러스터를 제도적으로 신뢰하고, 역할을 명확히 배분하는 일이다. 이는 중앙정부의 책임 회피가 아니라, 중앙정부가 더 전략적으로 움직이기 위한 전제 조건이다.

대학과 대학병원은 교육 인프라와 의료 현장을 동시에 갖춘 고유한 자원이다. 다만 병원이 인재양성의 중심축이 되기 위해선 행정적, 재정적 뒷받침이 전제되어야 하며, 교육기관으로서의 역할을 제도적으로 인정받을 필요가 있다. 현장 수요가 있다고 해서 자동으로 실행될 수 있는 구조는 아니다. 그렇기에 실질적인 역할 전환을 가능하게 하는 운영 체계와 인센티브 설계를 포함해야 한다. 지자체의 역할이 필요한 부분이다.

한편 산업계 입장에서도 이러한 구조 전환은 큰 기회가 될 수 있다. 실전형 인재 확보에 가장 절박한 주체는 바로 기업이다. 바이오 산업계는 정부나 지자체가 짠 교육 틀에 맞춰 인재를 기다리는 것이 아니라, 직접 교육에 참여하고 설계에 영향력을 미칠 수 있는 구조를 필요로 한다. 아일랜드 사례에서 보듯이 기업이 중심이 되는 시범 프로그램, 지역 클러스터 내 현장 연계 인턴십, 교육 콘텐츠 공동 설계 등은 업계가 실제 수요를 반영할 수 있는 현실적 방식이다.

산업계는 이제 '수요처'가 아니라, '공동 설계자'가 되어야 한다. 이 구조는 바이오 인재정책의 실효성을 결정짓는 핵심이다.

바이오 산업의 경쟁력은 사람에서 나온다. 그리고 그 사람을 길러내는 교육 체계는 모두에게 똑같은 교육을 제공하는 것에서, 각자의 강점을 살려 서로 다른 역할을 나누는 구조로 바꾸는 것이다.

# 의사인력,
# 지역에 남는 구조가 되려면...

## 정원, 위치보다 '정착 구조'가 먼저다

전북, 전남, 경북 등 전국의 주요 지방자치단체들이 공공의과대학(이하 공공의대) 유치에 적극 나서고 있다. 지역 의료인력 부족과 수도권 집중 현상을 해소하기 위한 방안으로서 공공의대 설립이 다시 거론되는 것이다. 이와 함께 정부를 향한 설립 요구도 점점 높아지는 추세다.

하지만 2025년까지 이어진 의대 정원 확대 논의는 의료계와 정부 간 극심한 갈등을 유발했고, 국민 사이에는 피로감과 반감이 누적됐다. 이 때문에 '의대'와 '정원 증원'이라는 단어 자체에 대한 신뢰가 떨어진 상황이다. 그럼에도 여전히 공공의대 설립 논의는 계속되고 있다. 최근 발의된 관련 법안들의 핵심 근거는 '우리 지역엔 의대가 없다'는 데 있다. 그러나 논의는 여전히 '설립 여부', '정원 규모', '설치 지역' 등 표면적 문제에 머무르고 있다.

정작 중요한 것은 의사인력이 해당 지역에 실제로 '남아 일할 수 있는 구조'다. 단지 의대를 세운다고 지역의료가 살아나는 것은 아니다.

| 시기 | 법안명 | 지역 |
|---|---|---|
| 2020 | 국립공공보건의료대학 설립·운영법 | 전북 |
| 2020 | 공중보건장학을 위한 특례법 전부개정안 | 전남 |
| 2020 | 국립창원대 의과대학 설치 특별법안 | 경남(창원) |
| 2021 | 국립공공보건의료대학 설치법 | 경북 |
| 2022 | 국립목포대 의과대학 설치 특별법안 | 전남 |
| 2022 | 전남 내 의대 설치 및 공공의료인 양성 특별법 | 전남 |
| 2024 | 한경국립대 공공의과대학 설치 특별법 | 경기(안성) |

〈 의대, 공공의대 설립 관련 법안 발의 현황(발췌) 〉

## 지역의사제, 공공의대, 제3안: 각각의 조건과 전제

공공의대든 지역의사제든 그 목적은 같다. 지역 필수의료를 지탱할 수 있는 지속가능한 보건의료 생태계를 만드는 것이다. 그러나 실현 방식과 전제는 다르다.

공공의대의 가장 큰 한계는 막대한 시간과 비용, 실행 가능성이다. 의대 인증을 받기 위해서는 기초·임상교수진, 충분한 병상 수, 교육 인프라 등 여러 기준을 충족해야 한다. 병원 건립부터 인증까지 수년이 소요되며, 단순한 단과대학 설립 이상의 국가적 의사결정이 필요하다.

반면 지역의사제는 상대적으로 적은 자원으로 시작할 수 있다. 그러나 기존 공중보건장학제도와의 차별성이 명확하지 않다면 제도의 실효성을 확보하기 어렵다. 입학 후 복무지를 선택하거나 복무 여부를 유예하는 방식은 실제 지역 의료 공백을 메우기 어렵다는 것이 이미 입증되었다.

해외 사례는 중요한 시사점을 준다. 캐나다 브리티시컬럼비아주, 일본은 입학단계에서부터 지역 헌신을 명시한 커뮤니티 기반 선발을 운영한다. 대만은 복무 의무를 법률로 명확히 하고, 위헌 논란을 피할 수 있도록 헌법적 설계를 정교화했다. 우리나라도 입학 전 단계에서부터 지역 의료에 대한 명확한 의지를 확인하고, 법적 기반을 강화하는 노력이 병행되어야 한다. 인증 요건 완화 등 제도 개선이 병행된다면 비현실적인 시나리오만은 아니다.

| 구분 | 공공의대 | 지역의사제 |
|---|---|---|
| 시설 | 의대 신설, 신설 의대 인증 요건에 맞는 부속병원 필요 | 기존 의대와 부속병원 활용 |
| 복무 의무 | 일정 기간 지역 복무(예. 10년) | 장기 복무 |
| 정책 위험 | 인프라 구축 비용, 정원 저항, 인증 요건 만족, 인력 채용 가능성 | 기존 공중보건장학과의 차별성 확보, 제도 실효성, 이행 회피 가능성 |

〈 공공의대, 지역의사제 특징 비교 〉

## 정원과 위치(input), 그보다 중요한 '정착 가능성(output)'

의대 정원의 지역 간 불균형은 분명 존재한다. 그러나 단순히 정원을 균등 배분한다고 문제가 해결되지는 않는다. 지역별 인구 구조, 필수 의료 수요, 병원 공급 수준, 교육 여건 등을 종합적으로 고려해야 한다. 단지 '정원이 부족하다'는 이유만으로 의대 설립을 주장하는 것은 자칫 자원 낭비가 될 수 있다.

진정한 해법은 정원 배분이 아닌 '정착 가능성'이다. 지금까지도 복무 조건이나 재정 인센티브 등 다양한 방식이 도입됐지만, 일정 기간이 지나면 지역을 이탈하거나 대도시로 이동하는 사례가 반복됐다. 문제는 물리적 배치가 아니라, 그들이 머물 수 있는 사회적·제도적 구조다.

정책 효과를 높이기 위해서는 정원 산정은 추계위원회의 전문적 판단에 맡기되, 각 지역 여건에 맞는 맞춤형 정착 지원 시스템과 법적 인프라를 동시에 구축해야 한다. 인력 순환과 지역 내 안착을 유도할 수 있는 생태계 전환이 필요하다. 단일 기관의 설치든, 다수 분산형 모델이든, 그 자체는 핵심이 아니다. 어떻게 지속 가능한 구조를 만들 것인가가 본질이다.

**'얼마나 뽑을 것인가'보다 '어떻게 정착하게 할 것인가'**

지금 필요한 논의는 '정원을 얼마나 늘릴 것인가'가 아니라, '어떻게 지역에 남게 할 것인가'다. 이 구조적 질문에 답하기 위해서는 입학-교육·수련-복무-정착까지 전 생애주기를 고려한 설계가 필요하다. 지역맞춤형 교육, 졸업생의 지자체별 배치, 장기 정착 유도 방안, 성과기반 인센티브, 제도 안정성을 위한 법률 정비까지 포괄적인 설계가 요구된다. 공공의대든, 지역의사제든, 제3의 모델이든 간에 핵심은 구조와 실행 가능성이다. 지금 할 일은 유치 경쟁이 아니라 제도적 전환에 대한 성찰과 설계다.

## 대학, 역할의 나열을 넘어, 전략의 주체로

클러스터에서 대학은 주변부가 아니다. 기술의 산업화, 교육의 인재 정책화, 연구의 실증화로 이어지는 혁신의 흐름에서, 대학은 참여 기관이 아니라 구조적 중심축으로 설계되어야 할 전략적 주체다. 이미 수많은 정책 문서가 산학협력, 기술사업화, 창업지원, 실증 플랫폼 등 다방면에서 대학을 핵심으로 지목한다. 그러나 실행 단계에 이르면, 대학은 여전히 수동적 행위자로 머문다.

가장 본질적인 제약은 구조의 이중성이다. 대학은 교육부 산하에 있으나, 바이오 산업은 과학기술정보통신부와 산업통상자원부의 관할이고, 대학 병원은 보건복지부의 정책과 수가 체계에 종속된다. 단일 전략을 실행하려 해도 기능마다 서로 다른 법령과 절차를 따르기 때문에 실질적 연계는 어렵다. 대학 내부도 마찬가지다. 의대, 생명과학대, 공과대학은 교육과정, 연구비, 평가체계가 모두 다르고, 인사제도는 하나의 대학 안에서도 유기적으로 작동하지 않는다. 대학병원과 치과병원은 명목상 한 조직이지만, 실질적 협업은 제한적이다. 결과적으로, 대학은 '역할은 나열되나 기능은 분절된' 상태에 머무른다.

지자체와의 협력도 반복적인 비효율을 낳는다. 총장의 임기는 보통 4년인데 비해 지자체 국·과장은 1~2년 주기로 교체된다. 공동 전략을 합의하더라도 담당자가 바뀌면 처음부터 다시 설명하고 설득해야 한다. 연속성이 없는 협력 구조는 대학에 피로를 누적시키고, 정책 신뢰를 소진시킨다.

실무 역량의 비대칭도 걸림돌이다. 바이오·헬스케어는 고도의 기술성과 제도 이해를 요구하는 분야임에도 불구하고, 다수 지자체는 전담 인력이 부족하며, 전략 수립보다 행정 집행에 치중하는 경향이 있다. 대학이 지자체를 전략적 파트너로 인식하기 어려운 이유다.

더 큰 문제는 지자체가 취하는 균형주의다. 특정 대학에 전략적 권한을 위임하지 않으려는 경향은 자원과 기능을 분산시키고, 결국 아무도 주도하지 않는 '전략 없는 클러스터'를 양산한다. 기능 중심의 집중 없이 구조 설계는 불가능하다.

이 모든 제약을 넘어서기 위해서는 대학의 내부 구조부터 재정비해야 한다. 현재 대학은 단과대 중심의 인사체계와 단기 과제 중심의 연구조직으로 구성되어 있어, 기능 간 연계가 어렵고, 융합과 실증은 일회성 협업에 그치기 쉽다.

대안은 있다. 미국 샌프란시스코 지역의 Stanford, UCSF, UC Berkeley는 공동 임용과 학위 과정을 통해 클러스터 기능을 강화한다. 교수와 연구자는 전공의 경계를 넘고, 실험실과 병원, 연구소와 기업이 유기적으로 연결된다. 대학 간 협력이 아닌, 애초에 기능 중심 구조로 설계된 모델이다.

독일의 Fraunhofer Institute는 이중소속 연구자 제도를 통해 산업과 학계를 넘나든다. 연구자는 과제 기반으로 대학, 연구소, 기업에 동시에 소속되어 기술 개발부터 실증, 사업화까지 하나의 흐름 안에서 일한다. 단절 없는 협업은 구조 설계에서 출발한다. 우리나라도 순환형 인사 모델이나 융합 전담 조직을 활성화할 시점이다.

무엇보다도, 대학이 클러스터 전략의 실질적 주체가 되기 위해서는 제도적 위상이 명확히 자리잡아야 한다. 전략의 공동 설계자이자 실행자로 기능할 수 있는 법적·행정적 틀을 갖추어야 한다. 동시에 재정 구조 역시 바꾸어야 한다. 기능별로 분절된 단기 과제 중심 예산으로는 중장기 전략을 운영할 수 없다. 전략 설계와 자율 집행이 가능한 포괄적 재정 기반이 필요하다.

지자체와의 협력 방식도 재조정이 필요하다. 대학과 지자체가 공동 책임을 지는 추진체계를 구성하고, 일정 규모 이상의 전략 사업에는 장기 담당제를 도입해야 한다. 지속 가능성과 일관성이 없는 실행 구조는 반복적 교착 상태를 피할 수 없다.

대학은 산업과 행정, 기술과 제도, 사람과 조직을 연결할 수 있는 몇 안 되는 공공 플랫폼이다. 지금 필요한 것은 대학의 가능성을 인정하는 것이 아니라, 그 가능성을 구현할 수 있는 구조를 설계하는 일이다. 클러스터 전략은 결국 구조로 완성되며, 구조의 중심축이 없다면, 생태계의 지속 가능성은 요원하다.

4장

작동의 조건,
정책과 시장 사이

바이오·헬스케어 분야는 기술 실증이 끝난 후에 진짜 병목을 마주한다.
규제, 자금, 제도, 수용 구조가 따로 움직이면서
정책은 실행력을 잃고, 기술은 시장 문턱 앞에서 멈춘다.
이 장에서는 창업 생태계, 글로벌 진입, 의료데이터 활용 등의 사례를 통해,
기술이 아닌 제도를 설계해야 할 조건을 살핀다.

## 창업은 있고, 지원도 있다…
## 이후 성과점검은?

### 반복되는 지원, 쌓이지 않는 성과

바이오·헬스케어 분야는 기술 중심 창업이 활발한 영역 중 하나다. 정부는 기술 창업의 불확실성을 줄이기 위해 초기 자금 지원, 실증 R&D, 글로벌 진출까지 전주기 지원체계를 수립해 왔다. 관련 부처는 각자의 역할에 따라 수많은 창업지원 프로그램을 운영하고 있으며, 지원 규모 또한 매년 확대되고 있다.

그러나 문제는 '얼마나 지원했는가'가 아니라 '어떤 성과가 축적되었는가'다. 현재 지원정책은 수많은 실증 과제, 기술 사업화, 투자 연계, 인력 매칭 사업 등으로 촘촘히 구성되어 있지만, 이를 통해 실질적으로 무엇이 변화했는지에 대한 체계적인 성과 점검은 어려운 상황이다. 일부 평가 지표는 고용 창출, 특허 출원, 기술이전 실적 등에 그치며, 생존율, 후속 투자율, 시장 진입 성공률 등 장기성과에 대한 추적은 미비하다. 성과가 쌓이지 않으면 제도는 반복되고, 현장은 방향을 잃는다.

### 정책이 멈추는 지점, 성과 측정의 공백

많은 경우 창업기업은 정부 지원을 통해 첫 제품을 개발하고, 기업은 생존을 위한 초기 동력을 확보했다. 문제는 정책지원이 종료된 이후다. 정량화 가능한 성과지표가 없거나, 평가체계가 연속성을 갖지 못하면서 정책의 효과를 다음 단계로 연결하기 어렵다. 정부는 유망 기업을 선정해 자금과 프로그램을 지원하지만, 지방정부나 대학 산학협력단으로 이어지는 하위 단계에서는 이러한 기업에 대한 후속 모니터링이나 피드백 구조가 작동하지 않는다.

이러한 구조는 단기성과 중심의 행정체계와도 깊은 관련이 있다. 평가 기준이 연 단위 성과에 집중되다 보니, 창업기업의 3~5년 생존율, 글로벌 진출까지의 이행률 같은 지표는 행정시스템 밖에 머무르기 쉽다. 특히 바이오·헬스케어 분야는 개발주기가 길고, 기술이 상용화되기까지 수년이 걸리는 경우가 많기 때문에 단기 실적 중심의 평가 방식은 구조적으로 맞지 않는다.

OECD와 EU 국가들은 창업기업의 성과를 5~10년 이상 관찰하면서 정책 전환의 기준을 장기 성과에 두고 있다. 반면 우리는 '단기성과는 보여야 하고, 장기성과는 아직 오지 않았다'는 구조적 모순 속에서 정책의 실효성을 잃을 우려가 있다.

### 창업인가, 사업유지를 위한 전략인가

성과점검이 부재한 상황은 창업 생태계에도 왜곡을 초래한다. 평가 기준이 형식적으로 작동할 경우, 일부 기업은 동일한 계획서를 여러 사업에 제출하며 '지원 유지'를 목적으로 한 전략을 택하기도 한다. 이는 기업의 생존 전략으로 이해할 수 있지만, 결과적으로는 기술 축적이나 시장 진입과는 무관한 반복적 정책 참여로 이어질 수 있다.

정부는 이러한 중복 수혜 문제를 방지하기 위한 시스템을 검토 중이지만, 실제로는 지자체 산하기관이나 위탁 운영기관의 사업까지 일관되게 관리하기는 어렵다. 반복적인 지원은 피할 수 없어도, 반복적인 실패는 피할 수 있어야 한다. 성과 중심의 평가구조가 없다면, 정책은 계속 작동하지만 축적은 멈춘다.

정부가 정책을 설계하고, 기업이 지원을 활용하는 사이에 성과를 측정하고 방향을 조정하는 중간 피드백 구조가 필요하다. 지금은 '창업을 어떻게 늘릴 것인가'보다 '누가 성과를 관리하고 무엇을 남겼는가'에 주목할 때다.

### 성과점검, 정량 평가에서 정책 설계의 기초로

이제 창업지원은 다음 단계로 나아가야 한다. 단순한 수치 중심의 평가가 아니라, 정책 설계와 제도 개선을 위한 '성과 기반 구조화'가 필요하다. 기업의 생존율, 글로벌 파트너십 성사 수, 기술 검증 이행률, 임상 진입률 등 실질적 지표를 중심으로 한 장기적 데이터 수집과 공개가 정책 평가의 중심이 되어야 한다.

정부는 이미 성과공유 플랫폼 구축, 성과공시 강화, 데이터 기반 정책 피드백 강화를 추진하고 있다. 다만 이를 단발적 과제로 끝내지 않기 위해서는 부처 간 연계된 데이터 구조, 지자체 정책 집행 단위에서의 활용도 확보, 민간과의 협업을 통한 검증 절차가 함께 설계되어야 한다. 성과는 보여주기 위한 것이 아니라, 정책을 설계하기 위한 기초다.

양적 확대에서 구조적 점검으로 전환되어야 한다. 정책이 작동하기 위해서는 성과가 쌓여야 하고, 성과가 쌓이기 위해서는 점검이 가능해야 한다. 성과 없는 지원은 반복되지만, 점검 가능한 정책은 진화한다.

# 스타트업, 글로벌 문 앞에서 멈추는 이유

우리나라 바이오 스타트업은 매년 빠르게 늘어나고 있다. 2023년 기준, 관련 기업은 3만 7천 개를 넘어섰고, 그중 약 3,800개는 벤처기업으로 등록되어 있다[14,15]. 정부는 창업 인프라, 기술 고도화, 규제 특례 등 다양한 정책 수단을 동원해왔지만, 실제로 글로벌 시장에서 존재감을 보이는 기업은 손에 꼽힌다. 2024년 상반기 기준, 우리나라 바이오 스타트업의 해외 기술 수출 계약은 10건 미만이었고[16], 해외 벤처캐피털의 국내 투자 비중은 전체의 2.1%에 불과했다[17].

국내에서 IR 행사와 실증사업은 활발하지만, 실제로 글로벌 파트너와 계약을 체결하거나 시장에 진입한 사례는 드물다. 기술의 수준 문제가 아니라, 전략의 부재라는 진단이 많다. 글로벌 진입은 기술력만으로는 불가능하다. 규제 대응, 계약구조, 자금조달, 현지 파트너십 등 복합적 역량이 동시에 작동해야만 가능한 영역이다.

### 분절된 지원, 통합되지 못한 전략

스타트업이 경험하는 대표적인 병목은 공공 지원의 구조적 단절이다. 바우처 사업은 특허, 번역, 마케팅 등 개별 항목으로 분절되어 있고, 각 항목은 각각 다른 사업단이나 지자체가 운영한다. 그 결과, 기업은 전략을 설계하기보다 주어진 예산을 소진하는 데 집중하게 된다.

특히 글로벌 진출 시점에 필요한 고비용·고난도 자문, 예컨대 FDA 사전 임상계획승인서$^{Pre-IND}$ 작성이나 글로벌 CRO 계약 체결에 쓸 수 있는 지원금은 극히 제한적이다. 수천만 원에서 억 단위로 소요되는 진입비용에 비해, 공공사업의 단가는 현실과 동떨어져 있다. 많은 기업이 해외 전시회에 참가하고도 정작 계약 논의를 하지 못하는 이유다.

### 사라지는 정책, 남겨진 기업

정부는 '글로벌 진출 지원 사업'을 여러 부처와 기관을 통해 운영하고 있으나, 실행 현장에서는 체감도가 낮다. 이유는 예산의 부족이 아니라, 전략을 설계하고 실행할 파트너가 적기 때문이다. 상당수 지원 기관이 글로벌 시장 진입에 대한 실질적인 경험이나 전문성이 부족하여, 지원 수준이 표면적인 행사나 기본적인 서비스에 머물고 있다. 국내 벤처기업 간 기술이전은 활발하지만, 글로벌 제약사 등 해외 기관과의 계약은 드물다. 실행할 수 있는 구조가 부족하고, 전략을 함께 설계할 파트너가 존재하지 않는다.

기업 입장에서는 가장 중요한 시점에 정책이 사라진다. 예산은 진입 이전 단계에서 소진되고, 정작 시장 문턱에서는 고립된다. 글로벌 진입은 결코 단순한 기술 수출이 아니다. 규제와 임상, 보험체계와 진료 가이드라인, 의사결정 네트워크에 이르는 복잡한 구조가 요구되는 전략의 영역이다.

| 병목 요인 | 현장 문제(사례) | 공공의 역할 |
|---|---|---|
| 규제 대응 | FDA 기준 임상 설계 경험 부족 | 글로벌 규제 자문, 해외 CRO 연계, IND 컨설팅 등 지원 바우처 활성화 |
| 기술거래 인력 부족 | 라이선스 협상 미숙, 계약 구조 설계 역량 부족 | BD 인력 양성, 글로벌 TLO 허브 구축 |
| 자금 구조 제한 | FDA 자문료, 특허비용, CRO 계약비 등 집행 불가 | 글로벌 진입비용 사용 활성화, 규제대응 펀드 조성 |
| IR 중심 홍보 | 후속 투자 유치 없음 | IR → 딜 매칭 → 계약 체결 지원구조 마련 |
| 네트워크 단절 | 현지 제약사·VC 채널 부족 | 글로벌 BD 파트너 플랫폼, 국제 협력기관과의 공동 프로그램 운영 |

〈 바이오·헬스케어 기업의 글로벌 진출 병목과 공공의 역할(예시) 〉

### 기술을 넘어서, 전략 설계까지

기술 개발 위주의 정책, 창업 초기 단계 지원 정책은 이미 충분히 성과를 보였다. 이제 공공은, 기술을 들고 글로벌 문 앞에 선 기업과 함께 '마지막 1마일'을 걸어야 한다. 창업 지원이나 실증 인프라 구축을 넘어, 전략의 설계와 실행까지 동반하는 정책 고도화가 필요하다. 계약 주체로서의 스타트업이 아니라, 시장 진입 전략의 공동 설계자로서 정부와 지자체도 새로운 역할이 요구된다.

국가 전략산업으로 지정된 바이오·헬스케어 분야라면 더욱 그렇다. 이 산업은 기술의 성숙보다 시장의 수용이 늦게 이루어진다. 글로벌 진입은 스타트업만의 몫이 아니라, 국가적 기획과 전략적 조율이 필요한 정책의 과제다.

# 의료데이터 활용방안, 단순 저장소를 넘어

### 기술 실증을 넘어서는 제도 설계의 필요성

최근 수년간 의료데이터와 디지털헬스 기술을 중심으로 다수의 실증 프로젝트가 수행되었으며, 공공과 민간의 협력 하에 기술적 유효성은 상당 부분 입증되었다. 데이터 수집, 분석, 인공지능 적용, 환자 중심 서비스 구현 등 기술적 성과는 이미 축적되어 있는 상황이다.

그럼에도 이러한 성과가 실제 진료 현장이나 공공정책으로 전환되기 위해서는 이를 가능하게 할 제도적 기반이 여전히 미비하다. 데이터 수집, 분석, 인공지능 적용, 환자 중심 서비스 구현 등 기술은 준비된 반면, 이를 사회적 시스템으로 수용하는 과정은 병목에 직면해 있다. 이는 단순히 법률 제정의 속도 문제라기보다는, 실증 결과를 공공성과 신뢰에 기반한 규범과 실행 가능한 제도로 전환하는 '정책적 해석력'의 부재에 기인한다.

기술 실증은 최종 목표가 아닌 출발점이다. 의료데이터가 공공의 자산으로 기능하기 위해서는 책임 구조, 평가 기준, 연구윤리 심의[IRB], 환자 동의 방식 등 다층적인 제도 장치가 정합적으로 통합되어야 한다.

### 병원의 구조적 고립과 실행 부담

의료데이터 중심병원은 단순한 데이터 제공 기관이 아니다.

이들은 실증 연구 수행, 윤리 심의 대응, 정보보안 검토, 행정적 책임 수행까지 복합적인 부담을 떠안은 실행의 최전선에 있다.

대학병원 내 연구지원 부서는 개인정보 보호 규정 준수, 과제별 행정 처리 등 과중한 업무를 감당하고 있으며, 실제로는 기술과 규제가 충돌하는 접점에서 조율자 역할까지 수행하고 있다. 현장의 목소리—"기술은 갖추었으나, 이를 활용하기 위한 절차와 책임은 병원이 자체적으로 만들어야 한다"—는 시스템의 부재를 적나라하게 드러낸다.

그럼에도 불구하고, 병원에 일방적인 데이터 제공과 실증 참여를 요구하는 정책은 실행의 지속 가능성을 해친다. 의료데이터 활용 정책은 병원의 과도한 책임을 분산시키고, 실행 가능한 여건을 제도적으로 보장하는 것에서 출발해야 한다. 의료데이터는 진료의 부산물이 아니라, 병원의 조직 역량과 인프라에 기반한 고도의 결과물이다. 이를 위해 전담 인력 확보, 시간 보상, 시스템 구축 비용 등에 대한 정책적 지원이 수반되어야 하며, 병원을 실행 주체로 설정한다면 이에 상응하는 자원과 책임을 함께 고려해야 한다.

### 신뢰 기반의 거버넌스 구축

의료데이터를 공공 정책의 자산으로 확장하기 위한 핵심은 '신뢰'의 제도적 설계다. 익명화 또는 비식별화 조치만으로는 충분하지 않다. 의료데이터는 본질적으로 '관계적 자산'이며, 기술적 안전성보다 그것을 다루는 제도적 장치의 신뢰성이 사회적 수용성을 결정짓는다.

이에 따라 시민 배심제, 환자 자문단, 공적 위원회 등 민주적 통제 장치와 사회적 의견 수렴 구조가 제도 안에 내재되어야 한다.

해외 주요국은 환자 참여 기반의 거버넌스를 제도화하고 있으며, 정보공개의 투명성과 의견 수렴의 절차성을 법적 구조 안에 포함시킴으로써, 의료데이터를 공공 기반시설로 기능하게 하고 있다.

### 해외 사례: 실행과 제도의 정합성

주요국은 의료데이터를 단순히 보유하거나 실증하는 수준을 넘어, 기술 실증-정책 설계-제도 실행 간의 일관된 연계 구조를 갖춘 시스템을 구축하고 있다.

영국은 '신뢰'를 중심에 둔 거버넌스를 구축하였다. Care.data 실패 이후, 'Data Saves Lives' 전략과 함께 HDR UK 모델을 도입하여, 병원과 환자 자문기구가 참여하는 구조를 정착시켰다. 데이터 제공 기관인 병원은 진료 가이드 개선, 연구 성과 공유, 공동 저작권 확보 등 실질적 보상을 통해 지속적인 참여 동기를 부여받는다.

미국은 민간 중심의 실행 구조를 강화하고 있다. 병원 컨소시엄 '트루베타Truveta'는 익명화 데이터를 공동 분석하여 민간 혁신을 견인하고 있으며, NIH의 'All of Us' 프로그램은 공공과 민간이 협력하는 데이터 생태계를 형성하고 있다. 민간 CRO(임상시험수탁기관)는 품질관리부터 시장 진입 전략까지 실증 전 과정에서 핵심 실행 주체로 기능한다.

독일은 기술과 제도를 상호보완적으로 설계하였다. '의료정보학 이니셔티브MII'를 통해 병원 간 데이터 통합센터를 운영하며, 최근 제정된 '건강데이터활용법GDNG'은 옵트아웃 방식의 데이터 수집, 연구자 인증, 데이터센터 기준 등 제도적 기반을 체계화했다. 기술의 기획 단계부터 제도적 수용 가능성을 평가하는 절차를 마련함으로써, 사회 시스템 안으로 기술이 원활히 진입할 수 있는 기반을 사전에 설계하였다.

이들 사례는 방법론적으로 상이하나, 공통적으로 "실증은 시작일 뿐이며, 제도화는 별도의 설계가 필요한 다음 단계"라는 인식을 공유한다. 그리고 그 설계의 책임은 병원 개별 기관이 아닌, 국가와 사회 전체가 분담해야 하는 과제임을 명확히 하고 있다.

## 의료데이터 활성화를 위한 정책적 전환점

공공정책은 기술의 개발이 아닌, 제도의 설계가 중심이 되어야 한다. 의료데이터가 임상 현장의 혁신과 산업적 가치, 그리고 공공의 이익으로 이어지기 위해서는 그 활용을 가능케 하는 구조적 기반이 정책적으로 정교하게 마련되어야 한다.

무엇보다 중요한 점은, 의료데이터가 단순한 기술적 자원이 아니라 '신뢰의 대상'이라는 사실이다. 공공 참여형 거버넌스를 제도 안에 내재화하고, 시민과 환자가 데이터 정책 형성에 실질적으로 참여할 수 있도록 해야 한다. 또한 실증의 실행력은 민간 협력 없이는 지속 가능하지 않다. 병원-CRO-산업계 간의 역할 분담과 협력을 기반으로 한 삼각 구조가 구축되어야 한다.

의료데이터가 실증 단계를 넘어 실제 제도와 현장에 뿌리내리기 위해서는 이와 같은 다층적, 통합적 설계가 필수적이다. 지금까지의 성과는 성공적 출발점일 뿐이며, 진정한 과제는 이제부터다. 실증의 시대는 저물고 있고, 지금 필요한 것은 책임, 신뢰, 그리고 정합적인 구조를 설계하는 정책의 시대다.

병원은 이 전환의 최전선에 서 있으나, 그 질서를 설계할 책임은 병원만의 몫이 아니다. 의료데이터는 단순한 기술 문제가 아니라, '권리-인센티브-책임'을 조율하는 사회적 질서다. 이제, 그 질서를 체계적으로 설계할 때이다.

5장

지역이 이끄는
클러스터 재설계

글로벌 기업들이 자연스럽게 모여드는 곳이 있는 반면,
어떤 지역은 막대한 투자에도 공허한 단지만 남는다.
여전히 행정구역별로 클러스터를 만들고, 지자체마다 비슷한 시설을 짓는다.
성공 사례를 벤치마킹하지만 결과는 다르다.
무엇이 이 차이를 만드는지, 우리가 놓치고 있는 것은
무엇인지 살펴볼 필요가 있다.
지역 클러스터에는 예산이나 시설을 넘어선 다른 성공 조건들이 있다.
이 장에서는 실제로 작동하는 클러스터의 원리와 우리 지역이
당면한 구조적 한계, 그리고 현실적으로 가능한 전략을 다룬다.

# 경쟁과 클러스터 전략의 품위

### 전략은 기술이 아니라 사유다

좋은 전략은 자원의 배분을 명확히 하고, 기능의 분화를 통해 지속 가능한 생태계를 설계한다. 그리고 그 전략은 단기 성과가 아니라 장기적 생태계 구축을 목표로 해야 한다. 클러스터를 설계하고 운영하는 일은 단순히 입지를 정하고 기능을 배치하는 기술적 작업이 아니다. 그것은 어떤 순서를 따르고, 어떤 기능을 남기며, 누구를 주체로 삼을 것인지를 정하는 사유의 구조다.

전략이란 원래 전쟁 전체의 흐름을 통제하는 틀이다. 전투 하나를 이기는 기술이 아니다. 바이오·헬스케어 클러스터는 규제와 임상, 병원과 산업, 기술과 정책, 공공과 민간이 얽힌 복합 구조다. 그만큼 전략 없는 추진은 표류를 낳고, 전략 있는 선택은 질서를 만든다.

### 전략 없는 클러스터는 기능을 잃는다

최근의 바이오·헬스케어 클러스터 논의에서는 전략이 자주 실종된다. 기관 유치 실적을 앞세운 경쟁, 공간 중심 계획, 해외 모델의 복제 등은 정책의 도식화를 가속화한다. 결과적으로는 기능의 연결이 아니라 나열만 남는다.

전략 없는 클러스터는 방향을 잃는다. 기업은 목표 없이 입주하고, 병원은 연계 없는 데이터만 쌓이며, 대학은 고립된 연구를 반복한다. 이런 클러스터에서 정책 신뢰는 떨어지고, 민간은 머무르지 않는다.

전략이란 누가 어떤 기능을 맡고, 무엇을 하지 않을 것인가를 결정하는 것이다. 다 할 수 있다는 선언은, 아무 것도 하지 않겠다는 것과 같다. 선택이 없는 클러스터는 지속되지 못한다.

### 품격은 조급함을 넘은 설계에서 나온다

흉내 내는 전략은 외형은 빠르지만 내용이 없다. 우리만의 궤적을 새기지 않고, 남의 발자국만 따라가면 결국 따라만 하게 된다. 좋은 전략은 빠르지 않다. 정확하고 단단하다.

클러스터 전략에도 품격이 필요하다. 이는 추상적인 개념이 아니라, 정책의 일관성, 주체 간의 신뢰, 실행 조직의 책임성으로 구체화된다. 실패와 실험이 누적되고, 정책이 관성으로 지속되며, 그 안에서 관계가 형성될 때 비로소 전략은 품위를 갖는다.

품격 있는 전략은 겉보기에 화려하지 않아도, 정밀하고 지속 가능하다. 무엇을 유치할 것인가보다, 어떤 구조 안에 그것을 담을 것인가를 고민하는 전략은 느리지만 깊다. 그 느림과 깊이 속에 정책의 숙성이 존재한다.

### 전략은 지도(map)가 아니라 길(path)이다

우리는 종종 전략을 도표로 착각한다. 수직 구조, 다이어그램, 단계별 로드맵. 그러나 클러스터 전략은 실제로 걸어야 하는 길이다. 그 길에는 기업의 선택, 병원의 실험, 연구자의 실패, 환자의 참여가 함께 들어 있어야 한다. 전략이 실행되지 않으면, 그것은 그냥 발표일 뿐이다.

전략체계도 strategy map는 각 주체가 자신의 위치를 인식하고, 서로를 참조

할 수 있도록 설계되어야 한다. 공공기관은 플랫폼을 설계하고, 병원은 실증과 데이터를 내며, 민간은 자율과 확장을 책임진다. 정책은 이 모든 작동을 가능한 구조로 조직해야 한다. 그것이 전략이다.

우리는 경쟁하고 있다. 지역 간, 국가 간, 시장 간. 그러나 진짜 경쟁은 '누가 먼저 유치했는가'가 아니라, '누가 오래 작동하게 했는가'로 귀결된다.

품격 있는 전략은 조급함을 견뎌내며, 성과보다 구조를 먼저 만든다. 기능을 정교하게 연결하고, 실패를 흡수할 수 있는 시간과 제도를 설계한다. 그리고 그것은 하나의 철학이 된다.

"무엇을 할 수 있는가"보다 "무엇을 하지 않을 것인가"를 먼저 말할 수 있을 때, 전략은 비로소 전략이 된다.

# 그들은
# 어떻게 유치했나

### 미국 플렉스너와 아인슈타인: 정직한 협상의 기록[18]

의학 교육의 근간을 재편한 플렉스너 보고서Flexner Report로 널리 알려진 아브라함 플렉스너Abraham Flexner의 업적은 비단 의료 분야에만 국한되지 않았다. 그는 1930년 미국 프린스턴 고등연구소(Institute for Advanced Study, 이하 IAS)의 초대 소장으로 부임하며, 당시 연구개발의 변방이었던 미국을 유럽의 과학 중심지에 비견할 만한 연구 허브로 탈바꿈시키는 대담한 기획을 추진하였다.

20세기 초 미국은 기초과학 분야에서 유럽에 비해 상당한 격차를 보였다. 당시 세계 최고 수준의 과학 연구기관은 독일의 괴팅겐대학교와 베를린대학교, 프랑스의 소르본대학교, 영국의 케임브리지대학교 등이었으며, 노벨과학상 수상자 또한 대다수가 이들 유럽 국가 출신이었다. 1901년부터 1930년까지 수여된 노벨물리학상의 경우, 미국은 단 4회에 그친 반면 독일이 9회, 영국 6회, 프랑스 4회, 네덜란드 4회의 수상자를 배출하였다. 이는 미국이 학문 및 과학기술 분야에서 유럽의 후발 주자였으며, 고등교육과 연구개발의 핵심 축이 대서양 건너편에 있었음을 명확히 보여준다.

플렉스너는 이러한 격차를 단순한 시설 확충이나 예산 증액만으로는 해소할 수 없다고 판단하였다. 그가 내린 결론은 당대 최고의 연구자들을 미국으로 유치하는 것이 본질적인 해결책이라는 것이었다. 그가 제시한 연구 환경은 행정적, 정치적 외부 간섭으로부터 철저히 독립되어 연구에 온전히 집중할 수 있는 것이었으며, 이는 최상위 연구자들에게 매력적인 조건으로 작용하였다.

그중에서도 알베르트 아인슈타인을 미국으로 초청하는 과정은 오늘날까지도 인재 유치 협상의 모범 사례로 회자된다. 플렉스너는 세 차례에 걸친 심도 깊은 만남을 통해 아인슈타인으로부터 세 가지 주요 조건을 확인하였다. 첫째, 유럽에서 받던 수준인 연 3,000달러의 급여 유지. 둘째, 연구 보조였던 발터 마이어Walther Mayer의 동반 채용. 셋째, 1년에 6개월 반만 근무하고 나머지 기간은 옥스퍼드대학교와 칼텍 등지에서 프로젝트를 진행하겠다는 내용이었다.

당시 미국 교수 평균 연봉이 7,000달러였고, 명망 있는 교수는 10,000달러를 받던 시기였다. 그러나 플렉스너는 아인슈타인의 조건을 모두 수용했을 뿐만 아니라, 파격적으로 연간 15,000달러의 급여를 제안하였다. 마이어에게도 연 4,000달러의 보수를 약속하였고, 두 사람의 근무 기간 또한 전적으로 존중하였다. 플렉스너는 단순히 연구팀을 유치하는 것을 넘어, 그들의 연구 철학과 삶의 방식을 포괄적으로 고려한 협상을 설계하였다. 특히, 당시 미국 교수들의 연봉 수준을 아인슈타인에게 투명하게 공개함으로써, 그가 스스로의 가치를 판단할 수 있도록 배려한 점이 주목할 만하다.

1933년 아돌프 히틀러의 집권으로 아인슈타인의 자택과 자산이 압류되는 상황에서, 프린스턴 IAS는 단순한 직장을 넘어 연구자에게 안전하고 안정적인 연구 환경을 제공하는 피난처의 역할까지 수행하였다. 이후 아인슈타인은 예일대학교와 하버드대학교 등에서 지속적으로 제안을 받았으나 모두 거절하고, 1955년 생을 마칠 때까지 IAS에 머물렀다. 이러한 사례는 인재 유치의 격을 넘어, 협상 구조와 환경 조성 방식에서 중요한 실무적 시사점을 제공한다. 플렉스너의 접근 방식은 연구자 개인의 삶을 이해하고,

이를 신뢰와 협력의 기반으로 녹여낸 것이었다. 특히 연구자의 정주 조건을 종합적으로 설계하는 관점은 오늘날 지역 인재 유치 전략에서도 핵심적인 적용점을 찾을 수 있다.

플렉스너가 IAS 소장으로 재직한 9년간 유치한 연구자들은 아인슈타인을 비롯하여 모스 이론의 수학자 마스톤 모스, 컴퓨터 CPU 내장형 프로그램 개념을 제시한 존 폰 노이만, 그리고 헤르만 바일, 오스왈드 베블런, 쿠르트 괴델, 제임스 워델 알렉산더 등 당대 최고 석학들이었다. 프린스턴 IAS가 독일 괴팅겐대학교에 비견되는 연구기관으로 발전한 배경에는 투명성, 가치 기반 평가, 그리고 연구자에 대한 깊은 존중이라는 확고한 원칙이 자리하고 있었다.

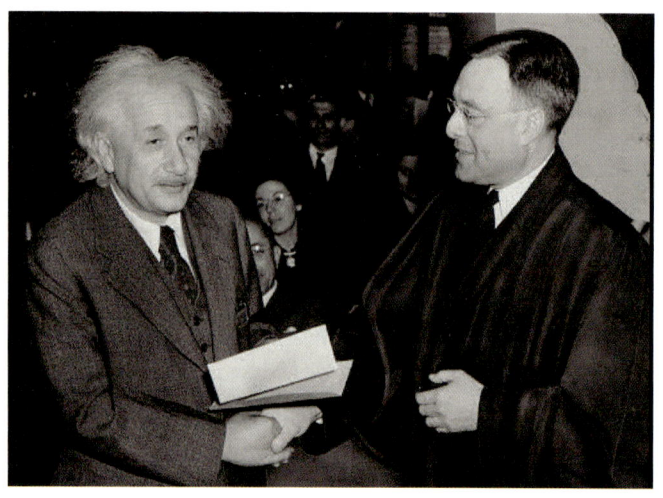

〈 아인슈타인과 플렉스너 〉

### 아일랜드: 민간 기업 유치를 통한 전주기 클러스터 설계

아일랜드는 글로벌 의약품 매출 상위 10개 기업이 모두 진출해 있을 만큼, 유럽 내에서도 높은 기업 유치 성과를 시현한 국가이다[19]. 코크에는 API(원료의약품) 생산시설 중심의 제조 클러스터가 형성되어 있다.

더블린에는 바이오의약품 제형, 생명공학 기반 제조, 임상개발 기능이 함께 구성되어 있다[20].

> Abbott, AbbVie, Aerogen, Astellas, Bristol-Myers Squibb(BMS), Alkermes, Stryker, Jazz Pharmaceuticals, MSD, BioMarin, Boston Scientific, Janssen, Pfizer Pharmaceuticals, Regeneron, Teleflex, DePuy Synthes, Lilly, Medtronic, Sanofi, Vitalograph LTD, Bausch + Lomb, Teva, Beckman Coulter, BD Medical, Cook Medical, GSK, Baxter LTD, Almac, Amgen, Alcon, GE Healthcare, Welch Allyn 등

〈 아일랜드 소재 제약바이오기업(발췌) 〉

아일랜드가 제조를 넘어 연구개발(R&D) 기능까지 유치할 수 있었던 배경에는 기업이 전체 가치 사슬을 설계할 수 있도록 조율한 정책적 역량이 존재한다. 유럽의약품청(EMA)과의 긴밀한 규제 연계는 허가 절차를 신속화할 수 있는 기반이 되었으며, 영어 사용 환경은 글로벌 조직이 현지 인재를 효과적으로 통합하도록 지원하였다.

아일랜드는 다국적 제약사에게 연구개발-임상-생산-수출이 한 국가 안에서 순환될 수 있는 종합적인 산업 생태계를 제시하였다[21]. 이는 세제 혜택이나 저임금보다 훨씬 장기적이고 전략적인 유치 조건으로 작용하였다. 기업이 '하나의 국가 안에서 전체 전략을 운영할 수 있다'는 확신은 반복된 투자를 유도하고 클러스터의 고도화를 가능하게 하는 핵심 동인이었다.

### 독일 BioRegio: 지역 특화 기반의 스핀오프 창출

1995년 독일 연방정부는 바이오산업 육성을 위해 BioRegio 프로그램을 출범시켰다. 이 정책의 특징은 정부가 유망 지역을 직접 선별하지 않고, 각 지역이 스스로 산업 기반과 미래 전략을 제안하도록 유도한 점이다. 뮌헨과 라인란트가 주요 승자로 선정되었으며, 해당 지역의 바이오기업 수는 이후 수년간 빠르게 증가하였다[22, 23].

BioRegio의 경쟁 구조는 지역 내부의 '산업 간 신뢰'와 '협업 역량'을 가늠하는 기회가 되었다. 기업 입장에서는 정부의 직접적인 재정 지원보다도, 자신이 속할 수 있는 유기적인 지역 네트워크의 존재가 입지 선택의 핵심 요인이었다. 단일 연구기관이나 공공기관보다는, 기술 창업 기업, 지역 병원, 대학, 기술 파크 간의 연계성이 높을수록 기업은 장기적 관점에서 리스크를 줄일 수 있었다.

뮌헨은 개인 맞춤형 의료와 면역 치료에 특화되어 있다. 루드비히-막시밀리안 대학교와 뮌헨 공과대학교 등 대학, 헬름홀츠 뮌헨(환경보건연구센터), 막스플랑크연구소(생화학), 생물학적지능연구소, 정신의학연구소 등 연구소, 클리니쿰 레히츠 데어 이자르와 뮌헨 대학교 클리니쿰 등 대학병원, 스타트업 재원 센터 등이 있다. 뮌헨 소재 생명과학 기업은 450개 이상에 달한다. 이 중 상당수의 중견 기업이 과학 기관의 스핀오프라는 점이 특히 주목할 만하다. 이는 IZB Martinsried와 같은 스타트업 인큐베이터의 역할이 매우 컸음을 시사한다.

독일은 BioRegio 프로그램 이후 GO-Bio, BioRegio STEM, BioEconomy 2030 등 후속 사업을 연계해 클러스터를 성장시키고 있다. BioRegio는 기업 유치의 '시작점'이 아니라 '거버넌스 실험의 장'이었으며, 지역 스스로의 역량을 드러내도록 유도한 것이 가장 큰 시사점이다.

### 벨기에 IMEC: 대학 주도의 산학협력 생태계 구축

벨기에 IMEC$^{\text{Interuniversitair Micro-Electronica Centrum}}$는 1984년 루벤 가톨릭대학교의 반 오버스트라텐이 설립한 비영리 교육·연구기관이다. 이는 정부가 기획한 마이크로일렉트로닉스 전략$^{\text{SuperLab}}$의 일환으로 시작되었다. 초기 목표는 대학별로 분산된 연구 역량을 하나로 통합하여, 글로벌 산업계와 공동의 미래 기술을 설계할 수 있는 기반을 구축하는 것이었다[24].

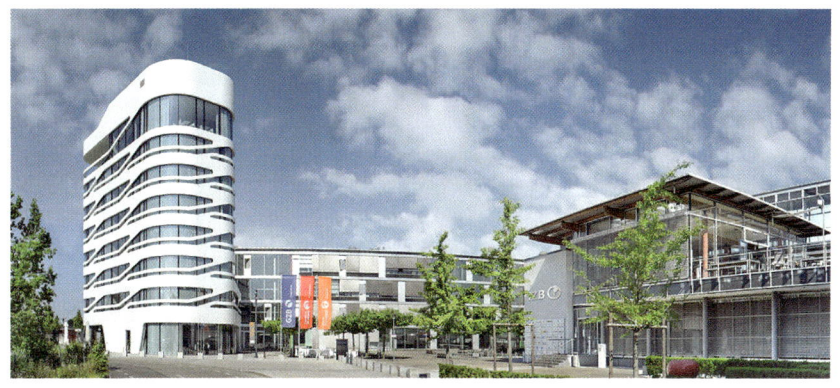

〈 생명공학 스타트업센터 IZB Martinsried 전경 〉

    IMEC의 핵심은 대학이 교육·연구 기능만 수행하는 데서 머무르지 않고, 산업계의 미래 기술 수요를 함께 정의하고 실험하는 플랫폼을 제시했다는 점이다[25]. 1986년부터 ASML과의 공동 연구를 통해 리소그래피 기술 개발을 선도하였으며, 이 과정에서 ASML은 단기적인 납품 계약이 아닌 중장기 기술 제휴를 선택하였다. IMEC의 기술력뿐만 아니라, 그들이 제공하는 중립적이고 유연한 협력 구조가 기업에게 매력적으로 작용했다[26].

    이는 중견기업이 기술의 실현 가능성을 따라 자연스럽게 모여들도록 생태계를 먼저 설계한 성공적인 사례로 평가된다.

### 실패에서 배우는 교훈

    과거 외국계 기업 유치를 위해 경제자유구역 지정, 입지 인센티브, 조세 감면 등이 활발히 추진된 바 있다. 그중 대표적인 예가 과실송금제한 등 기업의 기본적인 경영 환경을 간과한 경우다. 정책적 의도는 분명했지만, 글로벌 기관이 요구하는 운영의 자율성과 예측 가능한 거버넌스 환경이 충분히 고려되지 못했다.

해외기관 유치에 성공하더라도 정주로 이어지지 못한 사례도 있다. 재정적 유인은 단기적 이점을 제공할 수 있으나, 운영 주체가 불분명하거나 지역 내 협력 네트워크가 약할 경우 핵심 기능이 제외된 채 분원 형태로 운영되기 십상이다. 더욱이, 인재와 그 가족이 안정적으로 머물 수 있는 정주 조건이 갖추어지지 않으면 조직의 장기적 성장은 요원해진다.

사례가 보여주는 공통적으로 보여주는 한계는 유치, 정주, 지속 가능성이 각각 분리된 문제로 다뤄졌다는 점이다. 성공적인 기관 유치는 단일 행정 행위가 아니라, 명확한 협력 구조 설계와 실질적 권한 부여, 그리고 신뢰할 수 있는 지역 파트너십을 전제로 한 복합적 과정이다. 이는 시설과 예산을 제공하는 것을 넘어, 해당 기관의 사명과 미래 전략에 지역이 얼마나 깊이 연결될 수 있는지를 보여줘야 하는 문제이다.

### 유치의 품격: 유치 다음 단계까지 고려하는 것

글로벌 기업이 본 아일랜드는 세제 혜택만 제공하는 것에서 그치지 않고, 한 국가 안에서 R&D, 임상, 생산, 수출이 모두 이어질 수 있다는 확신을 주는 곳이었다. 가치사슬이 선순환하는 구조 설계를 통해 반복적인 투자가 이루어지고 있는 것을 보았다. 기업 입장에서 IMEC는 기술력뿐만 아니라 유연한 협력 구조와 장기적 파트너십의 예측 가능성을 보장하는 곳이었다. 해외 기업은 단기 계약보다 중장기 기술 제휴를 중시하며, 기업이 자연스럽게 머물고 싶은 생태계에 신뢰를 보냈다.

이러한 사례들이 주는 시사점은 명확하다. 글로벌 기관 유치는 물리적 시설 이전의 범위를 넘어선다. 기관이 유치된다는 것은 사람과 조직, 그리고 미래의 사명이 함께 옮겨온다는 뜻이다. 정주 전략은 주택 공급이 아니라, 해당 기관과 구성원이 안정적으로 살아갈 수 있는 삶의 기반과 지역 사회의 품격을 반영해야 한다. 협력 가능한 파트너십 구조, 장기적인 미션 연계,

그리고 지속 가능한 지역 인프라에 대한 신뢰가 더 중요하다. 이 때문에 지자체는 해외 기관의 실질적인 전략 파트너로 인식될 수 있는 기반을 갖추는 것이 필수이다. 그 설계는, 한 명의 연구자와의 협상, 하나의 기관 대상 전략에서부터 시작된다. 품격 있는 유치는 디테일에서 출발한다.

# 행정구역에
# 매몰된 클러스터

### 행정구역 중심 설계의 기원

지자체는 클러스터를 설계할 때 관할 행정구역 안에서 모든 기능을 자체적으로 해결하려는 경향을 보인다. 기업 유치, 창업보육, 연구시설, 임상지원기관, 정주 인프라까지 자치구역 내에 전부 포함시키려는 시도는 일반적인 모습이다. 이는 지역 이기주의가 아니라, 행정체계와 예산구조, 공무원 인사제도의 복합적인 결과다.

지방재정법과 지방자치법은 자치단체의 재정 독립성을 원칙으로 하며, 이는 예산의 집행 범위를 행정구역 안으로 제한한다. 광역 연계는 법적 근거, 협약, 분담률 조정, 감사 리스크 등 다양한 허들을 요구하며, 실무 공무원에게는 오히려 단독 추진이 가장 예측 가능하고 책임 회피가 가능한 선택지로 작동한다. 이 선택은 합리적이고 시스템 친화적인 판단이며, 개인의 성향과는 무관하다.

### 숫자로 측정되는 성과, 행정경계를 넘지 않는다

지자체간 연계를 회피하게 되는 배경에는 성과관리체계가 있다. 중앙정부 공모, 재정투자심사, 행정평가, 의회 보고 등 대부분의 성과관리체계는 자치단체별 실적에 기초한다. 기업 유치 수, 고용 창출, GRDP 기여도, 산학연병 협력 성과 등 모든 지표는 행정경계를 기준으로 집계된다.

이러한 구조 아래에서 한 지자체의 국장이 "우리 시 예산으로 다른 시의 기업을 도울 수 없다"고 판단하는 건, 행정적으로 정당하고 타당한 결정이다. 효과가 지표에 반영되지 않는다면, 정책 추진은 곧 정치적 리스크가 된다. 의회 심의나 주민설명회에서 정당성을 입증하기 어렵다. 결과적으로, 각 지자체는 자신만의 클러스터를 만들고, 기능은 중복되며 연계 단절이라는 시스템적 비효율이 고착된다.

### 제도의 공백: '하고 싶어도 못 하는' 연계의 현실

클러스터는 본질적으로 유기적 연결과 기능 간 상호보완을 전제로 한다. 그러나 현재 제도는 초광역적 협업을 유도하지 못한다. 메가시티나 광역연계 시범모델이 있었으나, 실질적인 법적 기반과 자산 귀속 규정, 예산 배분 체계는 부재하거나 취약하다.

광역지자체는 시군 간 협력을 설계하고 싶어도, 특정 시군으로의 예산 쏠림은 정치적 갈등을 유발할 수 있다. 또한 자산 귀속, 유지관리, 중복투자 등에 대한 규정은 명확하지 않다. 관할권 밖 조직에 대한 법적 지위도 불투명하다. 이런 상황에서는 공무원뿐 아니라 민간도 적극적으로 연계를 추진하기 어렵다. 결국, 연계는 리스크가 된다.

연계를 선택하는 것이 혁신이 아니라 리스크가 되는 시스템 아래에서, 구조는 오히려 연결을 방해한다. 공공의 규범이 민간의 자율을 제한하고, 국지적 최적화가 전체 구조의 비효율을 낳는 구조가 지금의 현실이다.

### 다음을 위한 질문: 구조를 바꿀 수 있는가?

행정단위가 조밀하게 설정된 우리나라에서, 바이오·헬스케어 클러스터는 어떻게 작동해야 하는가? 광역지자체가 요구하는 권역 단위 전략과 기초지자체의 실적 중심 구조는 공존 가능한가?

다음 글에서는 이러한 구조적 한계를 전제로 하면서도, 제도와 전략을 통해 실현 가능한 '이기는 전략'을 제안한다.

# 지역균형발전, 지역이 '이기는 전략'은 무엇인가

**[전략 1] 경쟁보다 구조 혁신:**
**모방형 확산에서 구조적 전환으로**

지자체의 클러스터 전략은 종종 '성공 사례 복제'나 '공모기준 충족'에 집중된다. 이는 단기 실적 확보에는 유효하지만, 장기적으로 구조적 지속가능성을 담보하지 못한다. 지속가능한 클러스터는 복제가 아니라 설계로 만들어진다. 전략은 자원의 양이 아니라, 자원의 방향을 정하는 일이다. 선택과 집중을 통해 기능적 분화를 유도하고, 연계를 전제로 전략을 실행하는 것이다.

전략이란 하지 않을 일을 선택하는 우선순위의 배분이다. 우리 지역만의 기반 자산을 식별하고, 이를 미래 기술 영역과 접목하는 특성화 작업이 '이기는 전략'의 출발점이다. 기능 분화를 기반으로 생태계를 설계하고, 자치단체별로 무엇에 집중할지 명확히 결정해야 한다. 광역은 권역 중심 전략을, 기초는 선택과 집중을 통해 한 분야에 역량을 모아야 한다.

**[전략 2] 기능 분담형 공동기획:**
**하나의 클러스터처럼 작동하는 방식**

기초연구, 임상시험, 제품화, 창업보육, 생산, 정책지원, 인재양성 등 클러스터의 모든 기능을 단일 행정구역 내에 모두 수용하려는 전략은 도시국가에서나 가능하다. 우리나라에서는 비효율이며 현실적으로 과잉 설계다. 그리고 실제로 하나의 시군이 단기간에 바이오 산업 전주기를 감당하는 것은 불가능에 가깝다.

각 지자체가 자산과 역량에 따라 비교우위 기능을 분담하고, 이를 조율하는 광역 설계가 필요하다. 대학 중심의 기초연구, 병원을 기반으로 한 임상, 민간 중심의 창업과 투자가 서로 연결될 때 비로소 '살아 있는 클러스터'가 된다.

기능 분담과 연계가 제도화된 구조가 진짜 클러스터의 성공 모델이다. 기획 단계에서부터 역할을 명확히 하고, 연계계획서를 공모과정에 포함시키는 방식은 가점 가능성을 높인다. 이는 권역 단위의 기획안으로 중앙정부와의 전략적 파트너십을 형성할 수 있는 기회가 된다.

### [전략 3] 성과 공유형 구조 설계: 협업이 실적이 되는 체계

지자체는 효과가 '내 실적으로 잡히는가'를 기준으로 협업 여부를 판단한다. 따라서 실적 분배 설계를 처음부터 포함시켜야 한다.

예컨대 공동으로 조성한 R&D 센터에서 유치기업 수는 A시에, 임상시험 건수는 B시에, 창업기업 수는 C시에 귀속되도록 배분 지표를 설계하는 방식이다. 이러한 방식은 일부 중앙정부 공모사업에서 이미 실적분배 항목으로 운영될 수 있으며, 제도화를 통해 보편화될 가능성도 있다.

지자체별 실적 기여도를 사업 추진 이후에도 계속 관리한다면, 협업의 정치적 부담도 줄어든다. 그리고 광역이 추진하는 권역 단위 전략이 각 시군의 수용성과 정치적 설득력을 높이는 기반이 된다.

### [전략 4] 시간의 조건: 작게 시작해, 빠르게 실현하는 체계

바이오·헬스케어 산업은 장기 투자가 필수지만, 행정은 임기와 정치적 성과 시계 속에서 작동한다. 충분한 자원으로 대규모 복합단지 건설을 할 역량이 된다면 그냥 진행하면 된다. 그게 아니라면 전략은 작게 시작해 빠르게 실현할 수 있는 단위로 설계되어야 한다. 특히 지자체 입장에서는 현실적인 사업범위 설정과 초기 가시적 성과 확보가 정책 수용성과 예산 확장의 전제 조건이 된다.

이러한 방식은 중앙정부 공모의 실증사업-본사업-확산형 과제 구조와도 부합하며, 광역지자체는 성공사례를 중심으로 시군과 기관의 자발적 참여를 유도할 수 있다.

### [전략 5] 정교한 역할 분담

광역은 전략 기획과 제도 설계에, 기초는 부지 확보와 실수요 발굴에 집중해야 한다. 특히 대학, 병원과 산하기관은 지식 중심 허브로서 지자체와 공동운명체가 되어야 한다.

대학 캠퍼스의 다지역 분포는 한편으로는 역량 분산의 위험이 있지만, 지자체와 연계한다면 기능 특화와 광역 연계의 기회로 작동할 수 있다. 단, 이를 위해 조례 개정과 전문가 자문, 공론화는 반드시 병행돼야 한다.

### [전략 6] 협의체보다 실무형 사무국 운영

다수 지자체가 연계하는 공동클러스터 전략에서 가장 흔한 실패는 협의체 중심 운영이다. 협의체는 의견 수렴과 네트워크의 기회이나 실행은 지연되는 구조다. 실제로 의사결정과 집행이 가능한 중간지원조직이 필요하다.

대학병원, 지역진흥원, 연구기관이 그 역할을 수행할 수 있고, 경우에 따라 신규 법인화도 고려하여 실무 조직과 사업 추진 기능을 안정적으로 결합해야 한다. 이 조직은 단순 협의나 집행 창구가 아닌, 정책과 산업을 연결하는 허브로 작성해야 한다.

### [전략 7] 행정경계를 넘는 설계는 특혜가 아니다

병원이나 대학에 대한 반복 지원, 고액 투자가 특혜로 비춰질 수 있지만, 바이오 산업은 본질적으로 고위험-고비용 구조다. 분산 투자는 실패 확률만 높인다.

지원의 기준은 반복성과 공공성, 전략적 정당성에 있다. 정치적 방어가 아닌, 정책적 기획의 언어로 이 선택을 설득해야 한다. '잘게 나누는 형평'이 아닌, '명확한 전략 선택'이라는 기획 논리가 필요하다.

이기는 전략이란, 더 많은 예산이나 더 큰 부지를 확보하는 데 있지 않다. 정교한 구조 설계, 기능 분담, 실행력 있는 컨트롤타워, 그리고 제도화된 협업 구조를 갖춘 지자체만이 클러스터를 실질적으로 운영할 수 있다.

## 좋은 질문을 던지는 사람이 이끌어간다

컨설팅consulting의 어원적 의미는 라틴어 'con-' (함께, with)과 'saltare' (도약하다, to leap)의 결합에서 파생되어, 본래 '함께 숙고하고, 나아가 공동의 도약을 이루는 상태'를 함의한다. 이는 단순히 외부 전문가의 지식을 제시하는 것을 넘어, 심층적인 분석과 논의를 통해 현실을 변화시키고 실질적인 진전을 도모하는 역동적인 과정을 포함한다.

이러한 컨설팅의 본질은 비단 경영컨설턴트에만 국한되지 않는다. 급변하는 기술 환경, 복잡다단한 이해관계가 얽힌 현장, 그리고 글로벌 경쟁자들과의 격차가 심화되는 오늘날, 지역 바이오·헬스케어 생태계를 고도화하려는 주체들에게는 이러한 '공동 도약'의 태도가 더욱 필수적이다. 혁신의 속도가 빨라지고 불확실성이 증대되는 시대에, 단순한 정보 공유를 넘어선 상호 협력적이고 능동적인 참여는 성공적인 클러스터 구축의 핵심 동력으로 작용한다.

### 기술보다 앞서는 태도와 관점의 중요성

바이오·헬스케어는 전통적 학문 기반을 넘어 산업, 데이터, 정책, 시장, 공공, 민간이 얽힌 융합 영역이다. 지역 특성을 반영한 다각적인 협업이 필수이며, 정해진 답 없이 실험과 시행착오를 반복해야 하는 경우가 빈번하다. 이러한 구조 속에서는 지식 그 자체보다 특정 태도와 관점이 더욱 중요하게 부각된다. 정답을 찾기보다 본질적인 질문을 던지고, 복잡한 맥락을 읽어내며, 상대방을 이해하고 이질적인 환경에서도 유연하게 연결점을 찾아가는 역량이 요구된다.

지역 정책 현장에서는 모든 것이 이상적으로 설계되기 어렵다는 것을 인지하고 있다. 사업이 추진되거나 공모를 지원하고, 그 과정에서 기업이나 기관이 지역에 안착하지 못하고 떠나는 사례는 흔하다. 이러한 상황 속에서도 지역 정책 입안자와 실무자들은 본질적인 질문을 던져야 한다.

"이 사업은 지역에 어떠한 구조적 유산을 남길 것인가?, 해당 기업이 5년 후에도 지역에 지속적으로 기여할 수 있는가?, 기관 간의 실질적인 협업은 가능한가?"와 같은 질문들은 지역 정책의 깊이와 질감을 결정짓는 핵심 요소가 된다.

### 지역 이해는 '통합적 연결자'의 역할

지역을 이해한다는 것은 특정 지역의 논리나 정서에 갇히는 것을 의미하지 않는다. 오히려 수도권의 관점, 지역의 정서, 그리고 글로벌 시각을 모두 아우르며, 이질적인 언어와 맥락을 해석하고 연결할 수 있는 역량을 의미한다. 이러한 '통합적 연결자'의 역할을 수행하는 인재야말로 지역 혁신의 핵심 매개자이다.

지역 현장의 실무자들은 단순한 행정 집행을 넘어, 정책 지원의 우선순위, 산하기관의 실행 요구, 대학의 안정적 협약 추구 등 다양한 이해관계자들의 입장을 조율하는 '균형 감각'을 발휘해야 한다. 지역 고유의 리듬과 조직문화, 그리고 외부 파트너의 언어를 동시에 이해하고 연결하는 능력은 새로운 차원의 전문성으로 인식될 필요가 있다.

융합형 인재란 다분야 지식을 소유한 자가 아니다. 기초연구와 임상의 속도 차이, 공공과 민간의 언어 차이처럼 서로 다른 논리와 리듬 속에서 이질적인 요소들 간의 연결 지점을 고민하고 매끄럽게 이어주는 '연결 감각'을 지닌 자들이다. 이러한 감각은 지역 바이오·헬스케어 생태계의 복합적 구조 속에서 특히 중요한 역량이다.

### 지역 바이오·헬스케어 혁신은 결국 '사람의 일'

궁극적으로 바이오·헬스케어는 기술 중심 산업인 동시에 인간 삶과 직접적으로 관련된 분야이다. 기술 수준을 넘어 어떠한 문제의식을 가지고, 누구와 어떻게 협력하며, 어떠한 방식으로 변화를 설계해 나갈 것인가가 지역 혁신의 성공을 좌우한다. 이 분야에서는 지속적인 학습 역량, 유연한 연결 능력, 그리고 장기적 인내심을 가진 인재가 지역 생태계 내에서 장기적으로 생존하고 성장한다. 이 과정에서 단순한 성과를 넘어, 함께 지속적으로 일할 수 있는 견고한 인적 네트워크가 구축된다.

'좋은 질문을 던지는 사람'은 이러한 덕목을 갖춘 인재이다. 실무의 고단함 속에서도 이 방향이 지역의 지속 가능한 발전에 기여하는지 고민하고, 지역과 산업의 장기적인 연결점을 모색한다. '누구와 함께 도약할 것인가?, 어떠한 성장을 도모하고 있는가?'와 같은 질문들을 지속적으로 던지는 인재야말로 지역 바이오·헬스케어 생태계를 실질적으로 활성화시키고 고도화할 수 있다.

에필로그

에필로그 |

# 움직이는 생태계,
# 그리고 지속 가능한 미래

정체된 요소들은 필연적으로 생태계의 생명력을 잠식한다. 아무리 많은 지원 제도와 특례가 마련된다 할지라도, 그것이 실제 시장을 관통하고 글로벌 무대에서 유의미한 결과로 이어지지 않는다면, 이는 외형만을 유지한 채 생명력을 잃어가는 클러스터에 불과하다.

바이오·헬스케어 산업은 인간의 생명과 직접적으로 연계되어 있다. 그래서 그 생태계 역시 생명체와 같이 끊임없이 순환하고 변화하는 역동적인 구조를 내재해야 한다. 이러한 생태계는 민간의 창의성과 위험 감수, 제도의 유연성과 사후적 신뢰, 그리고 데이터를 기반으로 한 실질적인 혁신이 각자의 핵심 축을 이루며 유기적으로 상호작용하는 시스템을 요구한다.

우리나라는 세계적인 바이오 기술력을 보유한 국가로 평가받는다. 학술적 인용, 특허 출원, 논문 발표 등 객관적 지표에서도 세계적 수준을 보여주고 있으며, 국내 다수의 병원 또한 글로벌 상위권에 위치한다. 스타트업과 중견 기업이 공존하며 혁신을 시도하고 있다. 그러나 이러한 개별적 역량에도 불구하고, '글로벌 바이오·헬스케어 전략의 주도국'으로 확고히 자리매김했다고 보기에는 구조적 개선의 여지가 분명히 존재한다.

우리는 과연 단순히 블록을 쌓아올리듯 클러스터의 외형만을 구축하는 행위를 반복하고 있지는 않은지 생각해야 한다. 진정한 혁신은 종종 기존 제도의 경계를 넘어설 때 비로소 발현된다.

바이오와 헬스케어는 분리될 수 없는 통합된 영역이다. 바이오와 헬스케어는 인간 삶의 가장 섬세한 국면과 맞닿아 있으며, 이는 사회 전체의 가치와 구조를 반영한다. 바이오·헬스케어를 국가 전략의 중심에 두는 강력한 의지를 표명하고 있지만, 그 중심을 구성하는 방식에는 여전히 산업화와 육성이라는 익숙한 틀이 반복된다. 이제 기술이 충분히 발전하고 있는가를 넘어, 어떠한 구조 속에서 기술 혁신이 지속 가능한지, 나아가 어떠한 정책이 사람을 살리고 사회적 가치를 창출하는지를 묻는 방향으로 나아가야 할 때이다.

미주 |

1. ClinicalTrials.gov, NIH(미국 국립보건원), 2025
2. 캡스톤브릿지 글로벌 바이오·헬스케어 DB, 2025
3. 보건복지부 보도자료, 2025년 1기 인증 연구중심병원 발표, 2025.3.26., 보건복지부 보도자료, 제5기('24~'26년) 상급종합병원 47개소 지정, 2023.12.29
4. post traumatic stress disorder
5. 보훈대상자 기본현황, 2024, 국가보훈부 ; 캡스톤브릿지 재구성
6. Camille Inquimbert et al., The e-DENT teledentistry project: Achievements, lessons learned, and perspectives, Dec 2023
7. American export controls threaten to hinder global vaccine production, The Economist, 2021.4
8. A billion-plus covid-19 shots in 2021. Can Serum Institute do it?, The Economist, 2021.3
9. COVAX is a partnership with CEPI, Gavi, the WHO, and UNICEF(a delivery partner)
10. 1도스(dose)는 1회 접종분 = 투여량이며, 1명이 한번에 접종하는 양을 의미해 1회분도 같은 개념이다. 화이자, 모더나, 아스트라제네카 코로나19 백신처럼 2회 접종하는 백신의 경우 1회분=0.5명분. 2회분=1명분임. 참고로 1바이알은 1병을 의미함. 바이알은 주사용 유리 용기로 1 바이알 1개 '약병'을 말함
11. China COVID-19 Vaccine Tracker(No longer being updated since December 28, 2022)
12. 한국바이오협회, 바이오산업실태조사, 2023
13. 2025 관계부처합동 바이오헬스 인재양성 사업안내서, 2025.7
14. 중소벤처부 벤처기업확인종합관리시스템, 벤처기업 명단, 2025.7
15. 통계청, 전국사업체조사(바이오산업 41개 업종 기준), 2023

16 바이오타임즈, [2024 K-바이오 이슈] 잇단 기술수출에 兆 단위 '잭팟'… 양적·질적 성장 이뤄, 2024.12.16

17 국회예산정책처, 글로벌 벤처투자 유치 현황과 개선방안, 2025.1.7

18 플렉스너와 아인슈타인의 협상 내용은 Steve Batterson의 저서 〈Pursuit of Genius; Flexner, Einstein, and the Early Faculty at the Institute for Advanced Study, 2006〉에 기반함

19 Billy O'Brien, Top 10 pharmaceutical companies in Ireland, June 2023

20 IDA Ireland, Key players in Ireland's pharmaceutical manufacturing space, 2025

21 IDA Ireland, Source the skills you need to make your investment in Ireland a success, 2025

22 GTAI(Germany Trade & Invest), Biotechnology Clusters in Germany, 2023

23 Christian Zeller, Clustering Biotech: A Recipe for Success? Spatial Patterns of Growth of Biotechnology in Munich, Rhineland and Hamburg, 2001

24 Christopher Cytera and Sara Oversteyns, Belgium is not Just Chocolate and Beer - It's Also Semiconductors, July 2024

25 Introducing IMEC, the pioneering research and innovation hub in nanoelectronics and digital tech based in Europe, July 2020

26 CSIS, Understanding imec: The Global Center for Cooperative Research in Semiconductors, March 2024

내게 가장 소중한
아내, 건, 은에게

바이오와 헬스케어는
# 어디서 만나는가

초판 제1쇄 발행 / 2025년 9월 8일

지은이 | 고주형
펴낸이 | 고주형
디자인 | ㈜네모연구소
발행처 | 캡스톤브릿지
출판신고 | 제2025-000152호
주 소 | 서울특별시 서초구 강남대로 210, 4F(양재동, 행복빌딩)
전 화 | 02-554-0807
팩 스 | 02-556-0809
홈페이지 | www.capstonebridge.co.kr
전자우편 | admin@capstonebridge.co.kr

ⓒ 고주형, 2025 all rights reserved.
ISBN 991-11-994470-0-4 03320

이 책은 저작권법에 따라 보호받는 저작물이므로 무단 복제와 무단 전재를 금지합니다. 이 책의 내용의 전부 또는 일부를 재사용하려면 반드시 지은이와 캡스톤브릿지 양측의 서면동의를 받아야 합니다. 이 책에 수록된 사진은 대부분 저작권자의 사용 허가를 받았으나, 일부 저작권자를 찾지 못한 경우는 확인되는 대로 허가 절차를 밟겠습니다.

· 잘못된 책은 구입하신 곳에서 바꾸어드립니다.
· 책값은 뒤표지에 표시되어 있습니다.